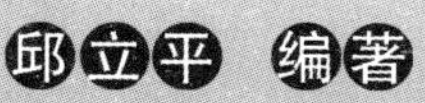

丁　辉　主审
潘　迎　张淞文　齐庆青　审校

女性健康体检

NÜXING JIANKANG TIJIAN

Q&A

科学出版社
北京

内 容 简 介

本书以问答的方式介绍当今女性健康体检的项目、注意事项，体检者该如何配合，以及女性常见病症的识别，并有针对性地提出健康行为的指导。

本书浅显易懂、指导性强，可供广大女性参考。

图书在版编目（CIP）数据

女性健康体检 Q&A/邱立平编著，丁辉主审，潘迎等审校.
—北京：科学出版社，2005
ISBN 978-7-03-015008-0

Ⅰ. 女… Ⅱ. ①邱…②丁…③潘… Ⅲ. 女性－体格检查－问答 Ⅳ. R194.3-44

中国版本图书馆 CIP 数据核字（2005）第 010848 号

责任编辑：沈红芬／责任校对：朱光光
责任印制：钱玉芬／封面设计：孙以伟 张 放

科学出版社 出版
北京东黄城根北街16号
邮政编码:100717
http://www.sciencep.com
双青印刷厂 印刷

科学出版社发行 各地新华书店经销

*

2005年3月第 一 版 开本：A5（890×1240）
2015年3月第四次印刷 印张：6 1/4
字数：176 000

定价：15.00 元

（如有印装质量问题，我社负责调换）

前　言

人类已迎来21世纪，新世纪的健康理念将更加充满人文化和社会化。在20世纪末的一项题为“中国城镇居民最担心的问题”调查中，“担心生病住院”首次跃居第一位。人们意识到“预防比治疗更重要”，健康已成为当代人追求的目标。

随着城市化进程和生活节奏的加快、流动人口的增加及人们生活方式的改变，妇科疾病发病率迅速增加，已接近国外发达地区的平均水平，宫颈癌、卵巢癌、子宫内膜癌、乳腺癌已成为女性的重要杀手。预防女性疾病、早期筛查妇科疾患是每一位女性和每一个家庭都十分关注并亟待解决的焦点问题。

首都每年健康体检和各种专项体检已突破400万人次，女性健康体检工作则是保护女性健康和权益的一项系统工程。为此，北京市政府40号令中明确规定要“定期为女职工进行体检”，北京市卫生局、北京市劳动和社会保障局、北京市人事局、北京市总工会、北京市妇女联合会联合发文，为贯彻落实《北京市“十五”时期妇女发展规划（2001~2005年）》，进一步规范了女性健康体检工作。

在女性中定期开展健康体检，既可以使她们随时掌握自身的健康状况，建立起自身健康信息档案，又是早期发现、早期诊断、早期治疗疾病，并阻止病变发展的重要方法，更能体现各级政府和企事业单位领导对群众健康的关心。因此，我们提倡以预防为主，定期到医院进行体检，由医生进行健康行为指导，及时制定预防措施。

多年来，笔者在从事妇女病普查工作中体会到：保护妇女健康不仅关系到妇女本身的幸福，而且关系到国家和民族的未来；并深感她们对保健知识的渴望极为迫切，对自身的健康有了更高的要求。因此，本书围绕着

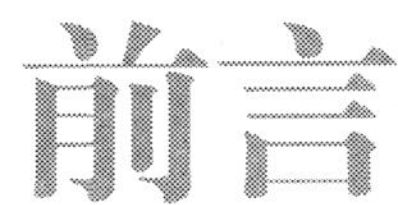

在健康体检中涉及的体检问题、妇科疾病、常见性病及广大妇女所关心的妇女保健知识进行了编写，希望广大女性朋友能够正确地对待和认识这些疾病，并从中获得更多的、准确的医疗保健信息，及时调整不良生活方式，增强自我保健意识以减少患病的风险。

本书在编写过程中有幸得到了北京市卫生局妇幼处领导肖珣、首都医科大学附属北京妇产医院北京妇幼保健院党委书记兼副院长李燕申的支持和帮助，在此特表谢意。由于笔者水平有限，本书中存在的不妥之处，敬请广大读者和医学同仁指正。

目　录

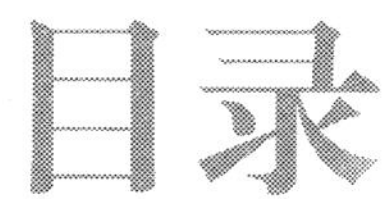

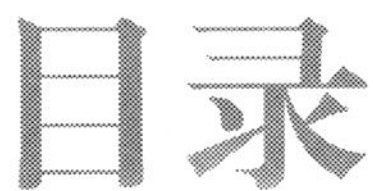
目录

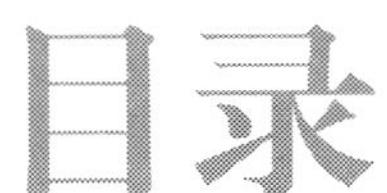
目录

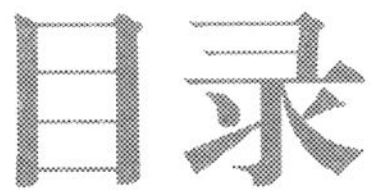
目录

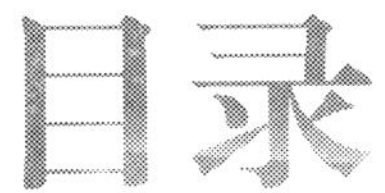
目录

Part 4　女性健康 Q&A / 117

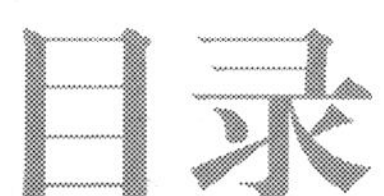

PART 1

女性健康体检 基本知识Q&A

一、关于女性健康体检

1. 为什么要定期进行女性健康体检

这里所说的女性健康体检（也叫妇女病普查）是指把某种检测手段应用于无症状的人群，以早期发现那些影响女性生殖健康的疾病，特别是发现其中的早期癌症患者。近年来，许多单位根据自己的情况，定期开展妇科疾病健康检查工作，使广大妇女获益匪浅。通过自觉的、定期的健康检查，可以早期发现、早期诊断、早期治疗那些威胁女性生命的生殖器官癌症及癌前病变，特别是对于宫颈癌和乳腺癌可以获得预防和治愈的效果，为防治女性常见病、多发病起到了很好的作用，并可结合体检活动，宣传普及防治知识，提高广大女性对生殖健康的认识，确立正确的保健行为。

2. 多长时间做一次女性健康体检为好

据国内外的医学资料统计表明：35 岁以上的女性患癌症的概率较高，近年来的流行病学调查还显示出癌症的发生有年轻化的趋势。因此，有过性行为的女性每年都应该主动到正规医院做一次女性疾病检查。对于一些有条件的单位或地方，也最好每年定期组织本单位女员工进行一次妇科检查，或至少每两年组织安排一次。同时应统一规范建立女职工妇科健康检查档案，以便于比较、分析检查结果，及时发现问题，提出防治措施。

3.如何做好女性健康体检的组织工作

健康检查的涉及面广，组织工作很重要，应依靠工会、妇联等组织密切配合来开展此项工作。

我们在体检中发现不少人对健康检查不重视，不认真填写表格，或自认为对自己的身体情况完全了解而挑项目检查；还有的人根本不参加体检，这些人中或有惧怕被查出患有癌症的心理，或对自己的健康过于自信，即使身体已经出现了一些异常情况如乳房疼痛、性交后出血等也满不在乎。殊不知，体检所规定的检查项目，既有反映身体健康状况的基本项目，也有针对恶性疾病的特殊检查项目。这些图一时省事的人，因随意放弃某些检查，就有可能失去及早发现肿瘤的机会，面临的后果将是耗费更多的时间、精力和金钱，而得到的却是自身受损的结果。因此，在动员群众检查前最好是先利用各种宣传工具，大力宣传普查的重要意义及防治知识，以使工作得以顺利开展，并可提高接受检查的比例。

4.女性健康体检的方式和对象包括哪些

体检方式：一般采取集中一段时间深入到一个单位进行检查，也可有计划地分期分批地组织受检者到普查的医院进行检查。

受检对象：一般将已婚到老年期所有年龄的妇女都作为普查对象。但是由于近年来肿瘤的发生有年轻化的倾向，因此建议只要有性行为，即使是未婚女性也应参加体检。在检查前最好摸清对象并造好名册。

5.女性健康体检有哪些项目

每年一次的定期妇科检查在预防和早期发现疾病方面非常重要，其检查内容一般包括常规检查项目和选查项目。

常规检查项目：阴道分泌物检查（如霉菌、滴虫等）、盆腔检查（内诊）、宫颈细胞学涂片检查、超声波检查、乳房检查等。目前在女性生殖道感染中细菌性阴道病（BV）的发病率呈逐年上升趋势，因此可以把 BV 检测列为常规检查。此种检测方法准确、快捷，其检测结果在 2 分钟即可获取。

除女性常规检查项目外，对于不同年龄、不同职业的女性也有不同的选查项目，如对于 45 岁以上的女性还可考虑选查骨密度测定、钼靶摄片、激素水平测定等；而对于从事托幼、护理职业的女性每年还应做淋球菌检查、梅毒血清学检查、艾滋病抗体筛查；对于有条件的单位可选查的项目更多，可以根据体检医院的情况而进行选择。

6.妇科检查可能发现哪些疾病

(1) 外阴阴道检查：可观察外阴部是否患有炎症、溃疡、赘生物和肿块；外阴皮肤黏膜有无色素减退、阴道炎症、宫颈炎症（如宫颈息肉、宫颈糜烂、腺囊肿）、有无阴道前后壁膨出及子宫脱垂等。

(2) 双合诊：是盆腔检查中最重要的项目。通过检查可了解阴道是否畅通、有无畸形和肿块；宫颈有无接触性出血、触疼等情况；位于盆腔的子宫、双附件及盆腔其他器官和组织是否异常、有无炎症和肿物，如子宫肌瘤、子宫内膜异位症、卵巢肿物、盆腔炎症等。

(3) 阴道分泌物检查：通过对分泌物的检查和测定，了解阴道炎症的性质，如滴虫性阴道炎、霉菌性阴道炎、细菌性阴道病等。

(4) 防癌刮片检查：可对宫颈癌进行初筛，早期发现宫颈癌，同时可检出有无滴虫、霉菌、人乳头瘤病毒（HPV）、疱疹病毒等感染。

(5) 激素水平测定：通过阴道脱落细胞检查了解雌激素水平。若有异常可作为临床治疗的参考。

7. B超检查可能发现哪些疾病

超声波检查是近30年来发展起来的一种影像学诊断技术，是利用向人体内部发射超声波，并接受其回声信号，借显示的图像诊断疾病。B超检查能查清病变范围、部位及其与周围组织器官的关系，B超检查简便、快速、易行、无创、可重复，诊断符合率高，对妇科肿瘤的诊断与鉴别诊断有较大的实用价值，故目前在妇科肿瘤诊断中，是必不可少的检查方法之一。

超声波检查分为腹部B超和阴道B超，主要了解子宫、子宫内膜、输卵管、卵巢情况，如子宫肌瘤、子宫内膜异位症、卵巢囊肿、畸胎瘤、宫内环位置等；对于妇产科某些病变的诊断和鉴别诊断更有帮助。

8. 乳腺检查可能发现哪些疾病

乳腺检查除进行乳腺局部触诊外，一般还可根据情况配合使用仪器辅助检查，如超声波检查，红外线扫描、热图检查、钼靶摄片等。通过一次仔细而全面的检查不仅可以发现乳腺增生、乳腺纤维瘤、乳腺炎等常见乳腺疾病，更重要的是可早期发现乳腺癌，甚至是一些临床上不能触及的早期乳腺癌。

9. 超声波检查、红外线扫描、热图检查、钼靶摄片对乳腺疾病的诊断有何区别

目前乳腺癌普查时比较常用的检查有超声波技术、红外线扫描、热图、钼靶摄片等，这些方法既可以单独应用，也可与其他方法配合使用，互为补充，以提高诊断准确率。

（1）乳腺超声技术：超声诊断是利用超声波在通过各种密度不同的组织时会产生不同振幅的反射与折射而获得声像图，根据声像图显示病灶的大小、形态、轮廓边界、回声类型、回声内部情况及后方衰减情况等判断病变的性质，能较清晰地显示乳房内部的细微结构，是鉴别乳腺囊性和实性肿物的可靠方法，对于慢性乳腺炎、小叶增生、纤维腺瘤、叶状囊肉瘤、乳腺癌的诊断准确率可达 80%~90%。超声波检查无损伤性，无放射线的作用，可反复检查。

检查时，受检者一般取仰卧位，充分暴露乳房及腋部，检查者持探头对两侧乳房依次进行检查，不遗漏任何部位，同时注意观察两侧是否对称。

（2）乳腺热图检查：热图检查已有数十年的历史，是一种简便易行并且没有损伤的检查手段，常用于乳腺癌的普查。热图检查方法有多种，目前比较常用的是红外热图和液晶热图。其诊断乳腺病的原理是利用肿瘤组织与周围组织在人体表面温度分布的图像不同及血管的变化来鉴别良恶性肿块。但是易受外界环境、内部因素、技术操作等因素的影响，可造成假阴性或假阳性的诊断。

（3）近红外线乳腺扫描：由于透照仪器的不断改进，曾经用于乳腺疾病检查的冷光透照检查法逐步被近红外线乳腺扫描所取代，其原理是利用更容易穿透乳腺组织的可见光加波长较长的近红外光进行透照，当近红外光通过密度不同的乳腺组织时显示出各种不同灰度影而显示乳房肿块。由于血红蛋白对近红外光有明显的吸收能力，因此也可清晰地显示乳腺组织内的血管影，这样就可以通过观察肿块周围的血管变化来鉴别乳腺良、恶性肿瘤。

检查时需受检者端坐在检测医生对面，暴露上身胸部，身体稍前倾。检测医师右手将近红外线扫描仪探头光源窗口紧贴乳房，在乳房不同方向进行透照，并通过调节光线的强弱，来观察肿块吸光情况以及血管变化。

近红外线检查操作方便，对人体无伤害，对乳腺肿块诊断的准确率可达 80%左右，因此常用于普查的初筛。

（4）乳腺钼靶 X 线摄片：乳腺钼靶 X 线片不同于普通 X 线片，普通 X 线片对乳房中正常组织与肿块影的鉴别能力很差，而乳腺钼靶 X 线片能精细地记录下不同穿透能力的软组织留下的 X 线影像，特别是能捕捉到对乳腺癌具有诊断意义的微小钙化灶。但是对于 35 岁以下的女性我们不主张拍钼靶照片，因为拍钼靶照片有射线，而且 35 岁以下的女性乳房组织比较厚实，成像效果相对较差。正因为如此，美国抗癌协会建议：35 岁以上妇女做一次基础乳房 X 线摄片；40~49 岁妇女每 1~2 年做一次乳房 X 线摄片；50 岁以上妇女，每年做一次乳房 X 线摄片。

乳腺钼靶 X 线摄片目前被公认为是早期发现乳腺癌的重要检查手段，尤其可以发现一些手摸不到的、早期的乳腺癌。

10. 未婚女性应该做妇科检查吗

在体检中受检的未婚女性所占比例较少，因为人们常常受到传统观念的影响，认为只有结了婚的人才应该做妇科检查。如果一位未婚女性去做妇科检查就会被人认为她是否做了难以启齿的事情而被说三道四。

在女性成长的每一个阶段，其生殖、生理方面都具有自己的特点，面临着不同的问题。依据性功能的发育变化，女性的一生可分为婴儿期、幼儿期、儿童期、青春期、生育期、生育后期、更年期和老年期。世界卫生组织将 10~24 岁定义为青春期，青春期是妇女一生发育中较重要的阶段。在这一特殊阶段，由于中枢神经和下丘脑、垂体、性腺及性激素靶器官处于逐渐发育成熟的过程，身体经历急风骤雨式的变化，在青春期的变化中可能会出现如功能失调性子宫出血病、痛经、闭经等月经病；又因卵巢分泌功能比较旺盛，容易出现如卵泡囊肿、卵巢畸胎瘤、囊腺瘤等；乳腺也容易发生乳腺增生及乳腺纤维瘤等疾患，所以必须提高警惕。

另外，由于青春期的行为、思想最容易受社会环境的影响，过早的性行为会引起妇科疾病和性病的发生，为今后的健康和生育埋下隐患。因此，年轻女性是最值得关注的人群。目前有许多报道也表明，乳腺疾病、妇科感染性疾病、妇科恶性肿瘤等患者呈年轻化趋势，因此未婚女性更应关爱自己的身体，消除社会世俗的偏见，应该积极参加到妇科体检的行列中，建议每年也参加一次体检。

11.如何配合医生做好妇科检查前的问诊

病史和体格检查是诊断疾病的主要依据。疾病的正确诊断往往取决于患者提供的病史是否完整、准确。因此，问诊是体格检查前最基本项目，需要受检者的密切配合，受检者在回答医生的提问时务必要客观、准确，因妇科病史有不同于其他各科的某些特点，故在体检前应仔细回忆清楚。

一般项目包括：姓名、年龄、性别、工作单位等。

月经史：初潮年龄、月经周期及经期持续时间、末次月经日期等。如 13 岁初潮，每 28~30 天来一次月经，每次持续 5 天。

婚育史：是否结婚、结婚年龄、怀孕次数（包括足月产、早产及流产次数）；分娩方式，有无难产史；采用何种避孕措施等。

过去史：以往健康状况，曾患何种疾病特别是妇科疾病。

家族肿瘤史：家族中有无肿瘤患者。

12.医生是如何对你进行盆腔检查的

盆腔检查又称为妇科检查，是诊断妇科疾病的一种常规检查手段。一般采用双合诊，即大夫用一手的中指和食指经阴道触诊的同时，用另一手在腹部配合检查。必要时为明确诊断在双合诊的同时一手中指伸入肛门协同检查，称为三合诊。目的是要通过检查了解阴道、子宫颈、子宫、输卵管、卵巢、宫旁结缔组织和韧带，以及病变范围等盆腔内情况。

13.医生做盆腔检查时，你要做些什么

在盆腔检查前，首先应排空膀胱，大便充盈者应在排便后检查，否则会影响检查的准确性。每人用一块清洁的妇科检查垫垫于臀下，以防止交叉感染。一般采取膀胱截石位（图 1），并脱下右裤腿，以充分暴露会阴部。

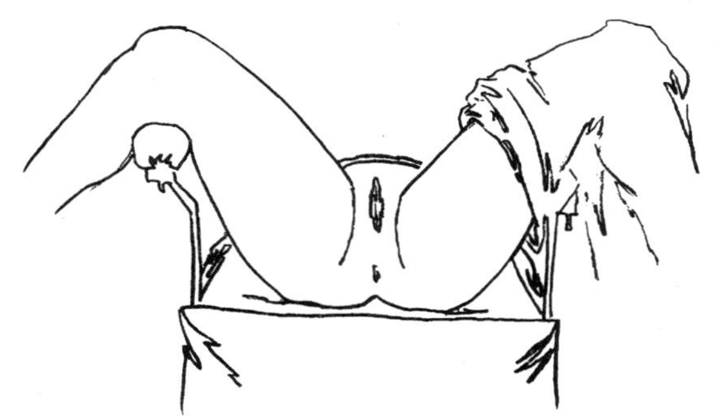

图 1 膀胱截石位

检查时受检者双手放于身体两侧，同时充分放松臀部和腹部的肌肉以保持腹部平软，必要时可做深呼吸以利于消除紧张情绪，配合医生完成检查。

特别提醒：女性朋友在进行妇科检查时应尽量避开月经期，未婚女性可通过直肠-腹部触诊或 B 超检查了解盆腔情况；检查的头一天应禁忌性交、不做阴道灌洗，平时做阴道上药治疗的妇女在检查的前一周应停止用药，以免影响阴道分泌物的检查结果。

14.医生做乳腺检查时，你应如何配合

医生详细地询问病史和仔细地做体格检查（即乳房触诊）是发现乳

腺癌的最好方法。超声波检查、近红外线扫描、热图检查、钼靶摄片等辅助诊断方法配合使用，可大大提高诊断的准确度。因此受检者在检查时应认真回答医生的提问，同时不要紧张和不好意思，应充分暴露上身，放松身体。需要注意的是，乳腺检查最好避开要来月经前，因此时乳房胀满，甚至触痛明显，容易混淆或掩盖某些疾病，这时医生会根据检查情况建议你月经后是否复查，以便观察肿块变化。同时医生也会利用普查的机会，将乳腺癌的早期症状告诉广大妇女，并向受检的妇女进行乳腺自我检查方法的指导，以提高早期诊断的有效途径。

15. 做 B 超前，你应做哪些准备工作

(1) 腹部 B 超检查应待憋足尿后方可进行。憋尿的方法：晨起排尿后，喝 1000 毫升左右的白开水或喝 2~3 瓶不带气的含糖饮料，即可在 1~2 小时内将尿憋好。注意不要喝太烫的水，以免出汗蒸发掉。

(2) 便秘者应于检查当日晨或前日晚排空大便，以免误诊。

(3) 行肝、胆、脾检查项目时，应该在检查当日晨禁食、禁水。

16. 宫颈癌的常用筛查方法有哪些

目前宫颈癌的常用筛查方法有多种，如传统的巴氏涂片法（普通涂片）、CCT 检查（计算机辅助细胞检测）、TCT 检查（液基薄层细胞学技术）、人乳头瘤病毒（HPV）基因高危型检测、阴道镜检查等。在普查中一般多使用普通涂片、TCT 检查方法。

传统的巴氏涂片法因其方法简便、患者无痛苦，且成本较低，非常适合大范围人群的普查，至今沿用了近半个世纪，现在很多地方仍然在使用。但是巴氏涂片的准确性容易受到多种因素的影响，如涂片采集方法、涂片制作、染色技巧、读片水平等，不可避免地会导致假阴性的出

现，使假阴性患者不能及时得到治疗。另外，巴氏五级分类诊断法容易受到主观因素的影响，针对这个问题，国际癌症协会正式采用 TBS 分类法，这种描述性诊断方法除对病变有必要的描述性诊断及细胞病理学诊断外还提出治疗建议，是目前最推崇的并且已较普遍用于普查的方法，但费用较高。

17.什么是宫颈刮片（防癌刮片）检查

宫颈刮片（防癌刮片）检查是筛查早期宫颈癌的重要方法。简便易行、结果可靠，受检者无痛苦、无损伤，可以检出无临床症状的早期病变或癌前病变，以达到早期发现、早期诊断和早期治疗宫颈癌的目的。

采集方法：将阴道窥器轻轻插入阴道内，完全暴露宫颈后，用一个软木制的刮板，在宫颈外口鳞柱上皮交界处，以宫颈外口为圆心，轻轻刮取一周，然后将采取的脱落细胞均匀地涂抹在载玻片上（图 2），经过染色处理后，由病理医生在显微镜下观察并作出诊断。但此方法获取的细胞数目不全面，制片也较粗劣，并缺乏对获取细胞代表性的评价，因而此方法已有逐渐被淘汰的趋势。现在多采用特制的小毛刷将宫颈管内及宫颈外口的细胞刷洗在装有细胞保存液的标本瓶中或均匀地涂布在

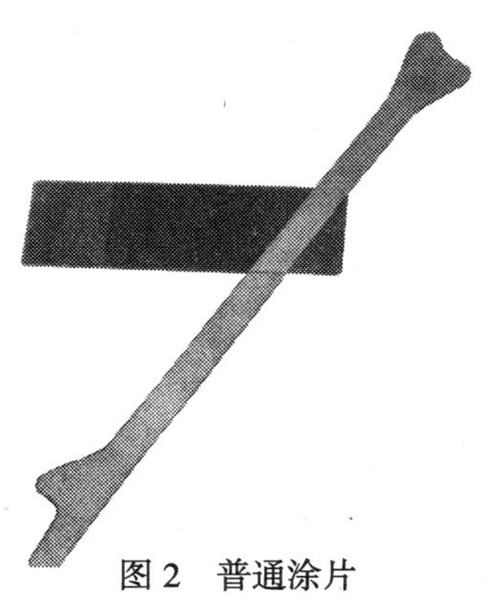

图 2　普通涂片

玻片上送至实验室进行制片。与常规取材方法相比，改善了样本的收集率，取材标本全面，并使细胞分布均匀、清晰，提高了发现鳞状上皮低度和高度病变的敏感度。

18.做宫颈刮片检查前应注意什么问题

(1) 月经期宜暂缓涂片。

(2) 在刮片前至少 3 天不要阴道用药，头天晚上也不要用水灌洗阴道内部，以避免出现假阴性或假阳性结果。

(3) 头天晚禁性生活。

19.怎么看宫颈刮片的诊断报告

目前宫颈阴道细胞学诊断的报告形式主要采用的是巴氏五级分类法的分级诊断和 TBS 分类法的描述性诊断。

巴氏分类的诊断报告及治疗建议。

巴氏Ⅰ级：基本正常。可每年常规复查一次。

巴氏Ⅱ级 A：属良性范围，有炎症。一是可以根据细胞学提示治疗炎症后复查。二是若临床症状不明显可暂时不予处理，但应在 6 个月内复查。如临床炎症明显应在治疗炎症后复查涂片，根据复查结果处理。

巴氏Ⅱ级 B（追）：属癌前病变。需要追踪随访，必要时在阴道镜下取活体送病理检查，或根据随访结果处理。

巴氏Ⅲ级：可疑癌。应复查涂片，但多数情况下直接做阴道镜检查。

巴氏Ⅳ级：高度可疑癌。应复查涂片，多数情况下直接做阴道镜检查。

巴氏Ⅴ级：癌。需做阴道镜检查。

TBS 分类的诊断报告及治疗建议。

(1) 鳞状上皮细胞分析所提示的描述性诊断及治疗建议如下。

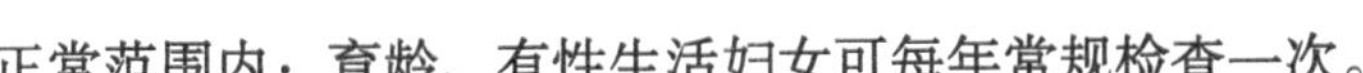

正常范围内：育龄、有性生活妇女可每年常规检查一次。

良性反应性改变：若有炎症，应结合临床症状进行恰当处理。如需治疗应在治疗炎症后复查，一般 3~6 个月复查为宜。局部用药者至少应在停药 1 周后再复查涂片。如报告有细菌、霉菌、滴虫、人乳头瘤病毒(HPV)、疱疹病毒的感染应针对病因治疗。

非典型鳞状细胞：治炎症后复查涂片，或阴道镜进一步检查。对于以往已有宫颈病变者应结合临床遵医嘱治疗。

上皮内低度病变：做阴道镜检查。对于以往已有宫颈病变者应结合临床遵医嘱治疗。

上皮内高度病变：做阴道镜检查。

鳞状细胞癌：做阴道镜检查。

(2) 腺上皮细胞分析所提示的描述性诊断及治疗建议如下。

提示有炎症时：可遵医嘱进行局部及全身消炎治疗，在治疗后应复查涂片。

宫颈管非典型腺细胞：治炎症后复查涂片或宫颈管刮片、阴道镜检查等。

宫内膜非典型腺细胞：做诊断性刮宫或遵医嘱做 B 超、肿瘤标志物检查等，注意随访复查。

可疑腺癌：做诊断性刮宫及遵医嘱做 B 超、肿瘤标志物检查等。

腺癌：做诊断性刮宫及遵医嘱做 B 超、肿瘤标志物检查等。

以上所介绍的如何看宫颈刮片诊断报告及治疗建议只是让大家有所了解，不主张擅自处理，一定要到正规的医院接受诊治，以免延误治疗。

二、女性的生殖生理特点

女性要保护自身的美丽和健康，首先必须了解自己。要认识到女性在身体构造、体质及生理上与男子不同；要了解自己一生中由于性功能的发育变化而形成的各个生理阶段的特点；要了解女性生殖器官的解剖生理结构和调节女性生殖周期的内分泌变化；也要认识自己的心理特点和社会特点。

1. 女性与男性的身体构造和生理有哪些区别

女性与男性除生殖系统在解剖和生理上全然不同外，在身体构造、体质和生理功能等方面都与男性有差别。女子的体格不如男子粗壮；身高、体重、胸围都低于男子；女子的皮肤柔嫩细滑；女子的肌肉不如男子发达，约占体重的32%~39%，而男子的肌肉则占体重的40%~50%；女子的皮下脂肪较厚，约占体重的20%~25%，男子仅占10%~15%；女子肺活量、握力都较男子小。这些差异不仅构成了女子在劳动能力上受到限制，且对职业劳动环境中的有害因素更加敏感，所以必须加以保护。

2. 你了解女性各特殊生理时期的特点吗

（1）青春期（10~24岁）：从青春发育征象开始到生殖功能成熟为止的一段时期。这是人类一生发育过程中突飞猛进的阶段。在这一时

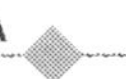

期，生殖器官和性功能逐步发育成熟，月经来潮、第二性征出现，如乳房发育、骨盆变宽、臀部和胸部脂肪丰满，形成女性特有的体型等，此期精神和心理变化较大。

(2) 生育期（15~49 岁）：女子从性功能发育成熟、具备生育能力，到性功能衰退丧失生育能力，前后持续 30 多年，这一时期称为生育期或性成熟期。一般将初潮和绝经作为生育期的起止点。在此期，女性既要经历结婚、妊娠、分娩、产褥及哺乳等特殊生理过程，也要经历生育、节育和不孕等的考验，这一时期是维护生殖健康的关键阶段。

(3) 更年期（一般在 40~60 岁）：是妇女从生育功能旺盛逐步走向衰退的过渡时期。主要表现在卵巢功能开始衰退，生殖能力降低，月经周期不规则直至绝经；并会出现以自主神经功能紊乱为主的症状，以及各种各样的情绪和心理变化。

(4) 老年期（60 岁以后）：卵巢功能进一步衰退，生殖器官萎缩，第二性征消退，即机体的活力衰退、代谢紊乱、适应力减弱和应激能力衰减。

3.女性生殖器官有什么特点

(1) 易感染：由于子宫腔两角与输卵管相连，直通盆腔，宫腔下段经宫颈、阴道与外界相通，所以如不注意卫生，特别是月经期和产时的卫生，极容易上行性感染，引起生殖道炎症，严重的还会并发盆腔炎、腹膜炎，甚至败血症。

(2) 易损伤：女性盆底组织有尿道、阴道及直肠贯穿，支持力差，分娩时如有会阴撕裂，将进一步扩大中部的薄弱点，如盆底组织也受损伤，将更加减弱盆底的支持力，因此容易发生女子特有的损伤性疾病如子宫脱垂等。

(3) 易患生殖系统疾病：月经期子宫内膜周期性剥脱、出血，怀孕及分娩时子宫发育、膨大及缩复，子宫发生变化的频率和幅度不是体内其他脏器能相比的，如不注意保健，会影响子宫内膜的再生和子宫的缩复，也易导致妇科疾病的发生。

4.你了解女性内外生殖器的解剖结构吗

女性外生殖器又称外阴，指的是生殖器官外露的部分（图 3)。

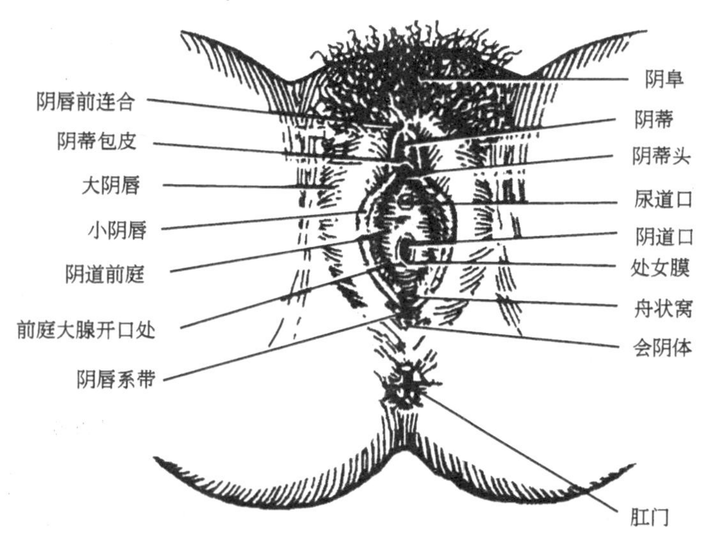

图 3　女性外生殖器

女性外阴长阴毛的部位，称为“阴阜”，是耻骨联合前面隆起的脂肪垫。其下依次为阴唇前连合、阴蒂、尿道外口、阴道前庭、阴道口及处女膜、阴唇后连合、会阴和肛门。大阴唇是靠近大腿内侧的一对隆起的皮肤皱襞，起自阴阜，止于会阴。小阴唇是位于大阴唇内侧的一对薄皱襞，无毛。大、小阴唇之间有一条唇间沟。前庭大腺又称巴氏腺，位于大阴唇后部，在性兴奋时能分泌少量液体，有润滑阴道的作用。若腺管口堵塞易形成前庭大腺脓肿。

女性内生殖器 (图 4) 包括阴道、子宫、输卵管和卵巢，输卵管和卵巢二者称为子宫附件。阴道为性交器官、月经血排出及胎儿娩出的通道。子宫是产生月经、孕育胎儿的器官，它的形状有如一个倒置的梨形，未生育过胎儿的子宫长约 7~8 厘米, 宽为 4~5 厘米, 厚度为 2~3 厘米，前后略扁。子宫位于盆腔的中央，其正常位置可以是前位子宫，也可以是中位或后位子宫；子宫又分为子宫体和子宫颈，子宫颈是宫颈癌的好发部位。输卵管为一对细长而弯曲的管，全长 8~12 厘米，内侧与子宫角相连通，外端游离与卵巢接近；输卵管是卵子与精子相遇的场所，也是向宫腔运送受精卵的管道，若受精卵因某些原因停留在输卵管内发育，即成输卵管妊娠。卵巢为一对扁圆形的性腺，具有产生和排出卵细胞及分泌性激素的功能，主要为雌激素、孕激素和少量的雄激素。

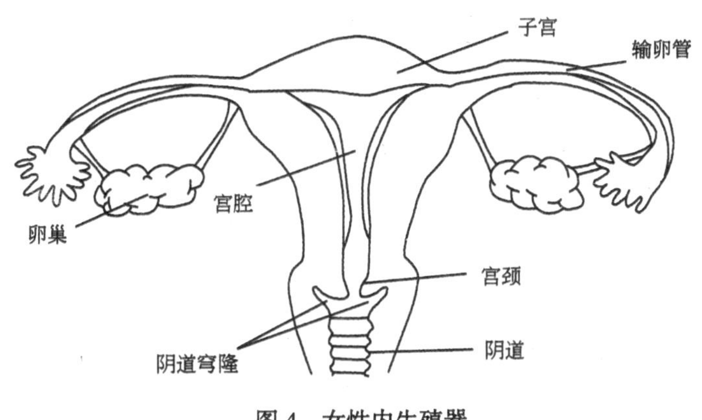

图 4　女性内生殖器

5.女性月经是怎样形成的

女性正常月经的产生依赖于下丘脑–垂体–卵巢轴的正常神经内分

泌调节以及反应正常的子宫内膜，卵巢则是月经周期调控的枢纽。

在正常月经周期中 (图 5)，每月有一卵泡发育成熟，卵泡的发育代表一个新周期的开始，卵泡分泌雌激素，使子宫内膜呈增生期变化，至月经周期的第 14 天左右，黄体生成素形成高峰促使已成熟的卵泡排卵，排卵后卵泡的颗粒细胞和卵泡内膜细胞发生黄素化，形成月经黄体，分泌孕激素和少量雌激素，在两种激素共同作用下，使增生的子宫内膜出现分泌功能，进入分泌期。如卵子不受精，黄体逐渐萎缩，卵巢分泌的雌、孕激素很快减少，子宫内膜失去支持，促使子宫内膜脱落，即坏死、出血、剥脱而被排出，形成月经。

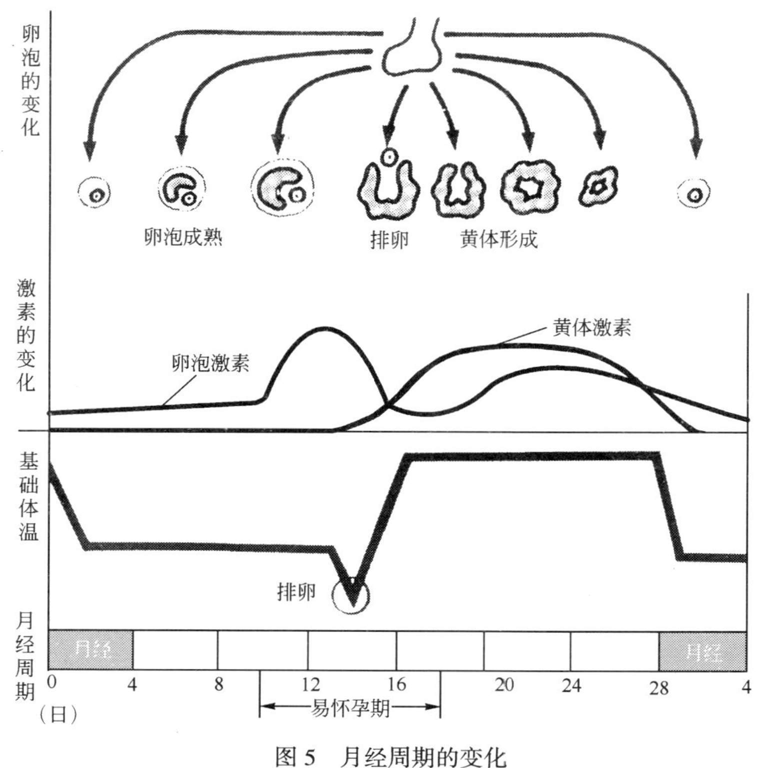

图 5　月经周期的变化

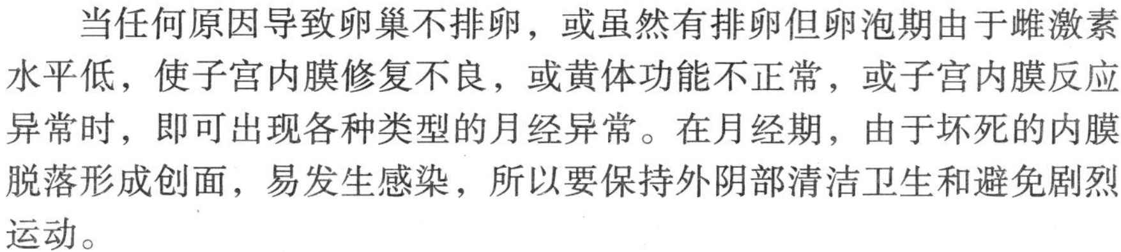

当任何原因导致卵巢不排卵，或虽然有排卵但卵泡期由于雌激素水平低，使子宫内膜修复不良，或黄体功能不正常，或子宫内膜反应异常时，即可出现各种类型的月经异常。在月经期，由于坏死的内膜脱落形成创面，易发生感染，所以要保持外阴部清洁卫生和避免剧烈运动。

月经第一次来潮称为月经初潮，年龄一般在 12 岁左右，是生殖功能成熟的标志之一。但是由于已建立的下丘脑–垂体–卵巢轴的功能还不稳定，易受体内外环境的影响，可引起无排卵性功血，即青春期功血。到了围绝经期，年龄约在 41~54 岁，由于卵巢功能逐步衰退，卵巢不排卵，月经终止，在此阶段可出现更年期功血及由此而引发的一些相应的生理病理变化。

正常有排卵的月经周期是有规律的，出血的第一天为月经周期的开始，从月经的第一天到下一次月经第一天间隔的时间称为一个月经周期，一般平均为 28~30 天。周期长短因人而异，但每个女性的月经周期有自己的规律性。

异常月经周期则短于 21 天或超过 39 天，多为无排卵性月经。月经周期短于 21 天为月经频发；超过 39 天为月经稀发；该月经来潮时无月经称闭经。

月经持续时间:正常妇女月经期持续时间大多在 3~6 天，一般第 2~3 天月经量最多。少于 3 天为过短月经；大于 8 天为延迟月经。

月经出血量：每次月经血总量约为 50 毫升，也有少至 20 毫升或多至 100 毫升者。月经血为暗红色，多黏稠并且不易凝固，偶尔有些小凝块。月经血中除血液外，还有宫颈黏液、子宫内膜碎片和脱落的阴道黏膜上皮细胞。

6. 女性生殖器有哪些自然防御功能

女性的外生殖器不仅前面与尿道口毗邻，后面与肛门邻近，这对于阴道的卫生显然不利；而且外阴及阴道又是性交、分娩的场所，是女性内生殖器官与外界相通的开口，因此容易受到损伤和外界致病因素的侵扰。但是由于女性外阴及生殖道在解剖和生理功能特点上有比较完善的自然防御功能，所以在正常情况下并不会因有少量病原体的侵犯就引起女性生殖器官感染。这种自然防御功能表现在如下几个方面：

(1) 女性外阴的大、小阴唇相互合拢，像两道门一样将阴道口、尿道口遮掩起来，以阻止病菌进入阴道和尿道。

(2) 女性骨盆底有许多肌肉组织。由于盆底肌的作用，使阴道口平时处于闭合状态，阴道前后壁紧紧相贴，使管腔闭合，从而防止外界污染物的侵入。但对经产妇而言，阴道壁比较松弛，这种防御功能会有所减弱。

(3) 输卵管的蠕动和收缩，再加上输卵管内层上皮细胞纤毛向子宫方向的摆动，不仅有助于运送卵子，而且会对入侵输卵管的致病菌起到清除作用，防止炎症向上蔓延。

(4) 阴道自净作用。阴道内并非是无菌的，而是存在着许多不同种类的细菌，但是通常不会引起疾病，这是因为在正常情况下卵巢分泌的雌激素能促使阴道上皮细胞增生变厚，增加了对病原体的抵抗力，另外，阴道上皮细胞内含有丰富的糖原，在正常妇女的阴道中寄生着的大量阴道杆菌的作用下，把这些糖原分解成乳酸，使阴道内保持正常的酸性环境，pH 值保持在 4.5 以下，使那些宜于在碱性环境中生长的病原体因此受到抑制，这就是阴道的自净作用。

(5) 在卵巢分泌的性激素的作用下，一方面使子宫内膜发生周期性脱落，产生月经，使侵入宫腔的病原体随着子宫内膜的排出得到清除；同时子宫内新内膜的长出也不利于病原菌的繁殖和扎根。另一方面，子宫颈黏膜腺体分泌的黏液形成黏液栓，堵塞宫颈管，将子宫颈管与外界环境隔离开，对防止细菌上行感染有重要作用。另外，宫颈内口平时也处于闭合状态，同样可以阻止病原体的入侵。

(6) 机体的免疫屏障作用。当病原微生物从皮肤或黏膜侵入机体后，可引起机体的免疫反应，一方面是白细胞逸出血管外，聚集在病原

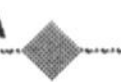

微生物周围吞噬病原体；另一方面是受到侵袭的组织产生抗体，对局部感染具有特异的防御作用。人体免疫系统功能的强弱与身体的状况有很大关系。

7.你了解女性乳腺的解剖结构吗

成年女性的乳房是两个半球形的性征器官，其大小、外形随体形、生长发育、生育而不同，但应轮廓均匀，两侧大小相似，位于胸大肌之上；乳头位于乳房的中心，周围有环状的乳晕，乳晕的颜色因人的皮肤颜色、年龄和功能状态而不同。邻近乳头或乳晕的癌肿因侵入乳管可使之缩短，把乳头牵向癌肿的一侧，进而可使乳头扁平、回缩、凹陷。

乳腺是由腺体、导管系统、脂肪组织和纤维组织构成的 (图 6)。乳腺组织在乳房外上方形成的乳腺叶尾部伸向腋窝，如一个倒置的逗号；每侧乳腺有 15~20 个腺叶，每一腺叶分成很多腺小叶，腺小叶由小乳管和腺泡组成，是乳腺的基本单位。每一腺叶有其相应的导管系统，均以乳头为中心呈放射状排列，因此在做乳腺手术时也应放射状切口，这样

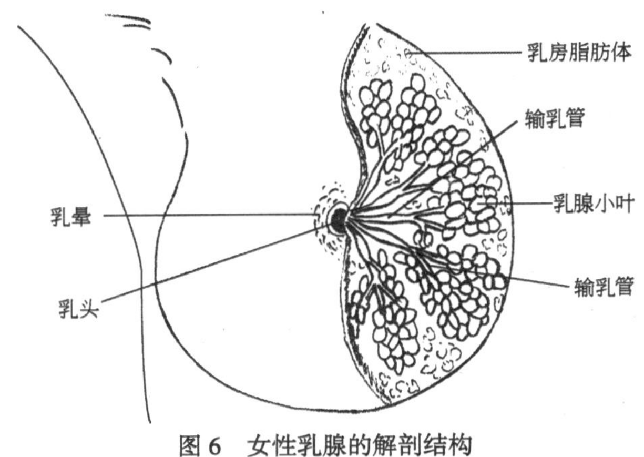

图 6　女性乳腺的解剖结构

切断的乳腺导管会最少。小乳管汇至乳管，乳管开口于乳头，在靠近乳头的部位是乳管内乳头状瘤的好发部位。腺叶、腺小叶和腺泡之间有结蒂组织间隔，在腺叶间还有与皮肤垂直行走的纤维组织，叫乳腺悬韧带（Cooper 韧带），起固定乳房的作用。当乳腺发生肿瘤或其他病变时可累及此韧带，使乳房皮肤表面凹陷，即所谓“酒窝征”。

平时，育龄妇女在月经周期的不同阶段，乳腺的生理状态在体内各种激素的影响下呈周期性变化。在月经的前半期，由于雌激素分泌量少，乳房比较松软，此时期适宜进行乳腺检查；在排卵后，雌孕激素分泌量增加，自觉乳房发胀，尤以月经来潮前明显；绝经后腺体渐渐萎缩，被脂肪组织代替。

PART 2

女性常见病Q&A

一、乳腺疾病

(一) 急性乳腺炎

急性乳腺炎是乳腺组织的急性化脓性感染。本病多见于产后哺乳期的妇女，尤以初产妇为多。

1. 为什么会患急性乳腺炎

发病的主要原因是由于细菌自乳头皲裂、破损处侵入乳腺组织或乳汁淤积所致。

2. 急性乳腺炎有什么表现

最初感乳房胀痛，表面皮肤红肿，有硬块并有压痛，可伴有高热、寒战、食欲不振等全身表现。炎症继续发展，则上述征象加重，此时疼痛呈搏动性，炎性肿块形成脓肿，触之有波动感。患侧腋窝淋巴结肿大，有压痛感。感染表浅者脓肿可自行破溃，穿破皮肤，流出脓汁，若破口经久不愈，可形成乳瘘。

3. 如何诊断急性乳腺炎

发现以上症状应及时到医院的乳腺外科检查。医生根据典型的症状及体检，并结合周围血中白细胞和中性粒细胞均明显升高不难做出诊断。在某些情况下，为了与炎性乳腺癌相区别要做一些辅助检查帮助确诊。

4.得了急性乳腺炎该怎么治

(1) 早期注意休息，应停止用患侧乳房哺乳，用手从乳房外侧向乳头方向推挤，挤出乳汁或用吸乳器吸出乳汁，勿使淤积。抬高乳房，局部湿热敷25%硫酸镁或外敷金黄散，进行理疗等。

(2) 如已形成脓肿，医生可能要做切开引流的处理。

(3) 在医生指导下服用抗菌药物，必要时静脉滴注。

(4) 除了以上常规的治疗方法外，也可在中医辨证指导下选用中成药或方剂治疗。

5.健康行为指导

(1) 在妊娠期及哺乳期注意乳房和乳头的清洁卫生，如有乳头内陷者应将乳头轻轻挤出。

(2) 要养成不让婴儿含乳头睡眠的良好哺乳习惯。每次哺乳时应将乳汁吸空，如有淤积，可借助吸乳器或按摩帮助排出乳汁。哺乳后应清洗乳头并用一滴乳汁涂抹乳头以防干裂。乳头如有破损皲裂，要及时治疗；注意婴儿口腔卫生，及时治疗其口腔炎症。

(3) 饮食宜清淡而富于营养，多食清凉之品，如西红柿、青菜、黄瓜、茼蒿、鲜藕、丝瓜、荸荠、海带、赤小豆汤、绿豆汤等，忌食生冷、荤腥油腻、辛辣刺激的食品。

(4) 保持心情舒畅，避免精神紧张，积极配合治疗。

(二) 乳腺增生症

乳腺增生症是女性乳腺疾病中最常见的疾病，属于乳腺组织中的一种良性增生性病变。就其本质来说，既非炎症亦非肿瘤，而是生理性和复旧不全造成的乳腺正常组织结构的错乱。乳腺增生症的病理诊断名称有多种，如乳腺结构不良、乳腺病、乳痛症、乳腺囊性增生病、乳腺小叶增生等等。随着人们的物质及文化生活水平的提高，近年来就诊的患者逐年增多，有人称其为女性的现代病。本病常见于 30~50 岁女性。

按小叶增生发展的不同阶段和各种病理形态，可分为单纯性小叶增生 、囊性小叶增生和腺性小叶增生三类。过去认为乳腺小叶增生是癌前期病变，目前有资料认为这种看法不恰当。国内外学者均认为，单纯的小叶增生是不会发生病变的，而临床上大部分的小叶增生为单纯性小叶增生，只有当小叶增生伴有导管上皮重度不典型增生时视为癌前期病变。

1.患乳腺增生症的常见原因有哪些

乳腺增生症的病因尚不完全明了，可能与下列因素有关：

（1）卵巢内分泌失调：如月经不调。

（2）不良的孕、哺史：初产年龄大于 30 岁或从未生育过，产后不哺乳，反复流产等。

（3）精神因素：长期精神过于紧张，工作压力大，生气等。

（4）与生活习惯饮食质量有关：如长期摄入高脂肪饮食。

（5）性生活不和谐或性功能低下等。

2.乳腺增生症有什么表现

主要表现为乳腺肿块和乳房疼痛。在临床上小叶增生引起的乳腺病发生于青春期开始以后的任何年龄女性，以中青年女性多见。病变常位于乳腺的外上象限（乳房的外上侧方），以局部乳腺组织增厚为主或可触到乳腺肿块，质地柔韧，肿块边界一般不很清楚，极少与表面皮肤粘连，常双侧乳腺发病。乳腺疼痛的性质可有胀痛、刺痛、窜痛、隐痛、触痛，部分人可有乳头发痒，小叶增生可随月经周期的变化而变化，一般在月经前乳房疼痛明显，月经后逐渐减轻，可能与体内雌激素水平有关。在劳累、情绪变化时疼痛也可能加重。

3. 如何诊断乳腺增生症

一般经过病史及乳房触诊不难诊断，也可通过乳腺 B 超或钼靶 X 线摄片检查做出明确诊断。

4. 出现乳腺增生症该怎么办

主要是对症治疗，可以试用中药调理，调整卵巢功能，并应定期随访，一般 3~6 个月到医院复查一次。

对于局限性囊性小叶增生应在月经期后 7~10 天内进行复查，如果肿块变小或消失，则可予以观察和中药治疗（活血化淤）；如果肿块无明显消退，尤其是对于年龄较大、病史较长与月经关系不是很明显者可考虑进行手术切除，手术中送冰冻切片病理检查以排除乳腺癌；对于有乳癌家族史者，取活体组织检查后如证实有乳腺非典型增生，也应考虑手术，因此种情况更容易发生恶变。

近年来，临床上比较常用的治疗乳腺增生的药物有三苯氧胺及活血化淤、软坚化结的中药制剂，这些药物可缓解症状，但远期效果尚待观察。

5.健康行为指导

患有乳腺增生症的女性对疾病应有一个正确的认识，既不能过分紧张，担心发展成乳腺癌而惶惶不安，也不要掉以轻心，不注意乳房的保健，使疾病继续发展。

（1）调整生活节奏，养成良好的生活习惯，减轻各种压力，改善心理状态，保持情绪稳定，注意劳逸结合。

（2）学会乳腺的自我检查方法，每月在月经干净的 5~10 天检查，发现问题及时就诊。半年时到医院正规体检 1 次。

（3）控制高脂肪食物的摄入，不吸烟、不饮酒。

（4）因乳腺增生症是一个慢性过程，因此在治疗过程中应坚持用药，服中药期间应忌食生冷、油腻、腥发、辛辣等食物，有些活血化淤药物在月经期应停服。

（5）值得一提的是，一些近绝经的妇女随着绝经的到来，增生的部位会逐渐萎缩，但也应定期观察。

（三）乳腺纤维腺瘤

乳腺纤维腺瘤属乳腺良性病变，一般不发生癌变。可发生于任何年龄的女性，最常见的年龄为 18~25 岁。

1.为什么会患乳腺纤维腺瘤

乳腺纤维腺瘤发病的高峰年龄在年轻女性，这与体内高雌激素的刺激有关，反之，在青春期前和绝经后就很少见。

2.乳腺纤维腺瘤有什么表现

多为偶然发现的无痛性肿块，多数是在洗澡时自己触及，或在体检时发现。

肿瘤多为单侧乳房内单发性病变，但也可一侧乳房内多发或双侧乳房同时或先后发现单个或多个。肿瘤可发生在乳房的任何部位，肿瘤直径也多在 1~3 厘米，也可见到大于 5 厘米以上的。肿瘤多呈圆形，质地韧实，有明显的滑动感，无触痛。

3.如何诊断乳腺纤维腺瘤

经过病史及乳房触诊即可诊断，但是对于妊娠后至绝经后的乳房肿块，首先要排除癌的可能，通过乳腺 B 超或钼靶 X 线摄片检查有助于诊断。

4.得了乳腺纤维腺瘤该怎么治

乳腺纤维腺瘤是一种良性疾病，发生恶变的概率比正常人群稍高，对于瘤体较小且发生于年轻女性者可以做定期随访，择期手术，服用一些活血化淤、软坚散结的中药。35 岁以上或绝经后发生的纤维腺瘤无论瘤体大小均应及时手术切除，切下来的瘤体送病理检查以排除癌的可能。

由于纤维腺瘤容易复发，应定期做检查。

5.健康行为指导

（1）在日常生活中要保持良好情绪，学会调节自己的心情，要劳逸结合、多参加锻炼。

(2) 建立良好的饮食习惯，饮食要多样化，多吃富含维生素 A、维生素 C 的食物及低脂肪饮食，少食高脂肪食物，因高脂肪食物可使体内雌激素水平增高，增加患病的危险性。

(3) 应定期做乳腺检查，最好是每月检查 1 次，每半年由乳腺专科医生检查 1 次，有良性肿瘤的患者要 3 个月检查 1 次，以期能早期发现恶变的倾向。

(四) 乳腺导管内乳头状瘤

乳腺导管内乳头状瘤是发生于乳腺导管上皮的良性肿瘤，好发年龄在 40 岁左右，根据其病灶的多少分为单发和多发，以单发多见；按其发生的部位，分为大导管内乳头状瘤和中、小导管内乳头状瘤两种类型。由于本病有一定的恶变率，特别是其中的多发性乳头状瘤，恶变率可达 5%~10%，一般被认为是“癌前病变”。

1. 为什么会患乳腺导管内乳头状瘤

乳腺导管内乳头状瘤可发生于青春期后的任何年龄的女性。一般认为，本病的发生与雌激素的过度刺激有关。

2. 乳腺导管内乳头状瘤有什么表现

乳腺导管内乳头状瘤多以无痛性乳头溢液而就诊，可在挤压乳腺时发现，更多的情况下是由于从乳头间断性自然流出的血性或淡黄色浆液性的液体沾污了内衣或胸罩，才引起人们的注意。如果仔细检查，在乳晕或周围区域可触及圆形或椭圆形直径不超过 1 厘米的乳腺肿块。

如果用手指压迫肿块部位，在相应的乳腺导管口可见到暗红色液体流出。但也有相当一部分病人瘤体很小，仅表现有乳头溢液而触不到肿块。

3. 如何诊断乳腺导管内乳头状瘤

除询问病史和仔细检查外，将乳头流出的液体做细胞学检查有助于鉴别乳头溢液的性质，另外还可通过乳腺 B 超、乳腺导管造影、钼靶 X 线摄片及乳腺导管镜检查进一步明确诊断和定位。

4. 得了乳腺导管内乳头状瘤该怎么治

一般认为乳腺导管内乳头状瘤有癌变的倾向，一经诊断应手术切除，手术切除的范围视肿瘤发生的部位和病变范围而定，并将切下来的组织送病理检查以排除癌的可能。术后应注意定期复查。

5. 健康行为指导

（1）平时注意调节情绪及工作和生活过重的压力。

（2）调整饮食结构，避免长期摄入高脂肪、高蛋白质食物。

（3）定期为自己的乳腺进行自查，发现异常情况及时就医。

（五）乳腺癌

乳腺癌是现代女性最常见、最多发的恶性肿瘤，在世界范围内其发病率位居第二，特别是在西欧、北美等发达国家，乳腺癌的发病率居女性恶性肿瘤的首位。据1992~1996年统计，美国每10万人中就有110.6个人患有乳腺癌。而处于相对低发区的中国，发病率更是呈逐年上升的趋势，且发病越来越年轻化，已引起人们的密切关注。乳腺癌的发病与多种复杂因素有关。近年的研究进一步揭示，乳腺癌的发生与伴随女性一生的雌激素水平有着非常密切的关系，存在不少婚、育、性方面的危险因素。

1.哪些人易患乳腺癌

有高几率患乳腺癌的人群称为乳腺癌高危人群，但并非这些人必然都会患乳腺癌。

(1) 具有乳腺癌的家族史者：乳腺癌常有家族聚集性。有报道，在一级亲属中，如母亲、姐妹、女儿，有乳腺癌病史的女性发生乳腺癌的机会比正常人高2~5倍。

(2) 患有乳腺疾病或良性肿瘤者：患增生性病变发生乳腺癌的相对危险性增高，尤以伴有小叶或导管不典型增生者为甚；有乳腺纤维腺瘤或乳腺导管内单发或多发性乳头状瘤病史的女性较正常人患乳腺癌的机会也增加。

(3) 肥胖妇女：人类的健康状况，60%与生活方式有关，其中饮食因素又占了绝大部分。据科学家对乳腺癌发生率高的美国居民的饮食构成与乳腺癌发生率低的中国居民饮食构成的对比分析发现，较长期高脂肪、高蛋白质膳食史而致肥胖的妇女，尤其是在老年妇女中，体重增加可使患乳腺癌的危险性升高。

(4) 月经初潮年龄提早（<12岁），绝经年龄延迟的妇女（>55岁），由于乳腺组织受体内雌激素作用时间长，发生乳腺癌机会增多。

(5) 其他：年龄超过40岁仍未婚、未育、未授乳的妇女；平时爱生气、脾气不好的妇女；反复做人工流产的妇女，以及长期接受X线照射的妇女也属于高危人群之列。

2.乳腺癌有什么表现

专家指出，乳腺癌临床表现虽不尽相同，但还是有规律可循的。归纳起来大致有以下四大特征：无痛性肿块、乳头溢液、皮肤出现皱和缩、腋淋巴结肿大。

无痛性肿块：约有 80%的乳腺癌患者是以乳房肿块为主诉就诊的。乳腺癌的肿块好发部位在乳房的外上方靠近腋窝的部位，以单侧乳房的单发肿块最常见，其次为双侧或单侧多发肿块。肿块大小不一，多为不规则的形状，触摸时感觉坚硬如石，边界不清。肿块活动度较差，晚期常与胸壁粘连固定不动。

值得注意的是，乳腺癌通常是无痛性肿块，仅有 10%左右的病人自觉患处轻微不适或疼痛，但与月经周期没有明显的关系。

乳头溢液：有文献报道，乳腺癌中乳头溢液的病例，平均发生率为 14.3%。尤其是患者的年龄在 40 岁以上，溢液为血性或水样并伴有乳房肿块。

皱和缩：是指乳腺癌导致乳房皮肤改变，这常与乳腺癌侵犯程度有关。早期乳腺癌侵犯腺体和皮肤之间的韧带，使皮肤凹陷，出现“酒窝征”。中晚期皮肤溃疡、红肿、水肿，以及出现“橘皮样变”。炎性乳腺癌可出现乳腺皮肤表面发红和局部皮肤温度升高；此外还有乳头的改变，比如乳头脱屑、糜烂、回缩等。

腋淋巴结肿大：有少数人可发现不明原因的腋淋巴结肿大。

3.如何诊断乳腺癌

结合病史及临床检查后，大多数的肿块可以得出正确的诊断。

乳腺钼靶照相是乳腺癌诊断的常用方法，另外还有其他影像学检查方法，如超声显像检查、热图像检查、近红外线扫描、CT 检查、磁共振检查等。对于乳头溢液未扪及肿块者，可作乳头溢液片细胞学检查，乳头糜烂疑为湿疹样乳癌时，可作乳头糜烂刮片或印片细胞学检查。乳腺癌的最终诊断应该来自活组织检查。

4.得了乳腺癌该如何治疗

目前，乳腺癌治疗有了长足的进步，手术、放疗、化疗、内分泌治疗已并列成为乳腺癌确有疗效的四大治疗手段。乳腺癌综合治疗的观点已为大家所接受，但是乳腺癌综合治疗并不是选择的治疗方法越多越好，应当根据病人的具体情况，例如病期早晚、转移部位、年龄大小、是否绝经、受体是否阳性及既往治疗的效果等反复斟酌，充分考虑后科学合理安排个体化的规范治疗，才能最大限度地减少复发转移，提高生存率，改善生活质量。

5.健康行为指导

乳房如同身体的其他器官一样，也需要很好的呵护。要想拥有健康的乳房，请遵循以下建议：

（1）防乳腺癌，先从调整饮食着手。高脂肪饮食是导致乳腺癌的最危险因素。有关调查表明，凡是脂肪摄入量较高的国家，乳腺癌的发病率也高。另外，蛋白质的摄入量增加及妇女酗酒也易导致乳腺癌的发生。

高脂肪摄入可导致肥胖、雌激素水平高。研究证明，肉类、煎蛋、黄油、奶酪、甜食、动物脂肪等可增加乳腺癌危险性，而绿色蔬菜、水果、鲜鱼、低脂奶制品则可减少乳腺癌的危险性。因此，专家建议从青春期开始就应该适当节制高脂肪及高热量食物摄入，在饮食上应增加低脂肪、高纤维食物，多食蔬菜、水果、大豆及其制品，注意维生素 A、维生素 E、胡萝卜素，以及微量元素铁、钙、镁等的摄入。另外，增加酸奶、红薯及鱼类、海带等海藻类食品，以橄榄油、棕榈油代替动物油等的摄入对预防乳腺癌亦有益。

(2) 多参加体育锻炼，每天坚持锻炼将有助于促进乳房及全身的血液循环，保持理想的体重；尤其对于绝经后妇女更应注意适当的增加体育活动。

(3) 多参加社会活动，避免或减少精神–心理紧张因素；注意保持心胸开阔，避免抑郁、发怒，维护好身心健康。

(4) 积极治疗乳腺良性疾病。一般而言，多数乳房肿块、疼痛和溢液属于良性的乳腺增生，积极而有效的治疗，可以有效地预防乳腺癌的发生。

(5) 对于使用雌激素替代疗法的更年期妇女，应定期进行乳腺检查，在激素的使用量上应低剂量、短疗程。

(6) 对于有家族乳腺癌的高危人群，因其乳腺癌的发病机会比正常人高，因此应定期对乳腺进行检查。

(7) 提倡母乳喂养，哺乳期至少是 9 个月。通过婴儿吸吮母乳，吸通了乳管，保护了乳腺。

(8) 乳腺自查、临床医生检查、钼靶 X 线照相是目前有效预防及早期发现乳癌的 3 种手段。建议 20 岁以上妇女，每月做 1 次乳腺自查；40 岁以上妇女，至少每年做 1 次临床检查，每两年做 1 次钼靶 X 线照相。

二、妇科炎症

妇科炎症是指女性生殖器官在受到特异性或非特异性病原体感染后所导致的一组疾病，如外阴炎、阴道炎、子宫颈炎、盆腔炎等，是妇科常见疾病 (图 7)。

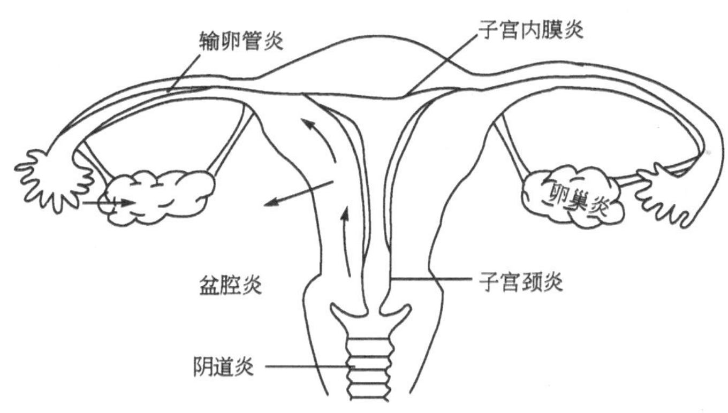

图 7　妇科炎症感染途径

(一) 外阴炎症

外阴部皮肤和黏膜由于细菌感染发生炎性改变称为外阴炎。是妇女常见病之一，可独立存在，也可和其他疾病同时存在。

1. 为什么会患外阴炎

本病主要因外界的各种刺激，如外阴清洁不良、阴道分泌物或糖尿

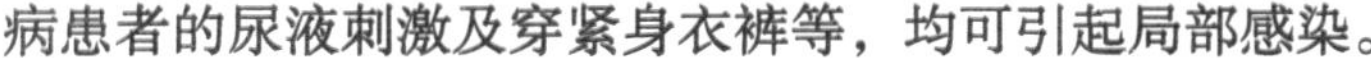

病患者的尿液刺激及穿紧身衣裤等，均可引起局部感染。

2.外阴炎有什么表现

主要表现为阴部的分泌物增多、外阴瘙痒、灼痛、红肿、溃疡、湿疹、皲裂或形成脓点、疖肿、有异味等，严重者或治疗不及时可引起腹股沟淋巴结肿大、疼痛。

3.得了外阴炎该怎么办

（1）注意阴部卫生，避免局部刺激、禁止性生活，避免进食辛辣食物。

（2）针对病因治疗：如积极治疗糖尿病、阴道炎等。

（3）局部对症治疗：可进行外阴清洗和药物坐浴，如用 1:5000 浓度的高锰酸钾溶液或中药洗剂坐浴，每日一两次，每次 20 分钟左右。局部脓肿可待其成熟后切开排脓。

（4）消炎及抗过敏治疗，如坐浴后局部涂搽抗生素软膏等。

4.健康行为指导

（1）患病期间，不去浴池、游泳池等公共场所，防止传播病原菌。

（2）平时最好不用护垫，以免增加摩擦及刺激外阴部皮肤，致使局部湿热积聚，引起外阴炎症。如果必须用时应勤更换，注意经期，产褥期卫生。

（3）洗浴用品应专人专用，防止交叉感染。

（4）不穿紧身衣裤及尼龙内裤，以防通风不好及对外阴皮肤黏膜的摩擦损伤。

（5）久治不愈者应做血糖检查。

☞ 前庭大腺炎及前庭大腺脓肿

1.为什么会患前庭大腺炎及前庭大腺脓肿

前庭大腺也叫巴氏腺，位于大阴唇后部，黄豆大小，左右各一。其腺管开口于小阴唇内侧与处女膜之间的沟内，正常情况下不能触及此腺。因解剖部位的特点，在性交、分娩或其他情况下污染外阴时，病原体可侵入腺体而引起炎症。常见细菌有葡萄球菌、大肠杆菌、链球菌、衣原体、淋菌等。腺管发炎时，导致管口堵塞，腺管因分泌物不能排出而阻塞，引起腺体肿胀、疼痛等，形成的脓液不能外流并进一步积聚形成前庭大腺脓肿。

2.前庭大腺炎及前庭大腺脓肿有什么表现

炎症多发生于一侧，急性发作时外阴小阴唇内侧的前庭大腺处红肿疼痛、行动不便，活动时疼痛加重；当脓肿形成时，可于大阴唇下 1/3 处触到蚕豆或鸡蛋大小的肿块，有波动感，并可伴有全身发热，腹股沟淋巴结肿大；若脓肿破溃，脓液可自行流出。如炎症持续不消退，可反复急性发作。

3.得了前庭大腺炎及前庭大腺脓肿该怎么办

（1）全身治疗：急性炎症发作时应卧床休息，根据前庭大腺开口处分泌物细菌培养的病原体结果，选用抗生素或广谱抗生素。

(2) 局部治疗：保持外阴清洁，局部可热敷或坐浴，可用 1:5000 高锰酸钾液（在温开水内加入微量高锰酸钾粉末，使呈淡红色即可，不可过浓）坐浴外阴部，每日 2 次，每次 20~30 分钟。脓肿形成后可切开引流。

4.健康行为指导

(1) 注意外阴卫生，包括经期卫生、产褥期卫生及性生活卫生。
(2) 积极治疗外阴、前庭大腺的急性炎症。

☞ 前庭大腺囊肿

1.为什么会患前庭大腺囊肿

因前庭大腺管口阻塞，分泌物积聚而形成。多数是由于前庭大腺脓肿炎症消退后，腺管阻塞，被黏液分泌物代替而形成，或先天性腺管发育狭窄和分泌物黏稠造成，也见于分娩时会阴裂伤或侧切伤口瘢痕堵塞腺管口所致。

2.前庭大腺囊肿有什么表现

囊肿单侧多见，也有双侧发生，大小不等，可持续数年没有变化。小的囊肿无自觉症状，若囊肿增大，可感到阴部胀感或性交不适。

3.得了前庭大腺囊肿该怎么治疗

以手术为主，现多行前庭大腺囊肿造口术代替囊肿剥出术，其方法简便、损伤小。采用激光作造口术，效果良好，术中无出血，不用缝合，不需使用抗生素，局部没有瘢痕形成并可保留腺体功能。

（二）阴道炎症

1. 为什么会患阴道炎

妇女的阴道内并不是无菌的，而是寄生着各种菌群如肠球菌、棒状杆菌、非溶血性链球菌、大肠杆菌、乳杆菌、类杆菌等，甚至还有支原体和念珠菌，但在正常情况下并不引起阴道炎症，那是因为阴道与这些菌群间形成了一种平衡的生态关系。

正常健康的妇女，阴道本身有自净作用，在卵巢分泌的雌激素及阴道乳酸杆菌的作用下，一方面增加了阴道对病原体侵入的抵抗力，另一方面乳酸杆菌将阴道上皮细胞中的糖原分解为乳酸，维持阴道的酸性环境（pH 值保持在 4.5 以下），形成自然防御机制，使那些适应于弱碱性环境中生长的病原菌受到抑制。一旦以上环境遭到干扰和破坏，阴道与菌群之间的生态平衡打破，病原菌便可乘虚而入，导致阴道炎症。幼女与绝经的妇女因缺乏雌激素作用，pH 值可高达 7 左右，故阴道抵抗力低，比青春期和生育年龄的妇女容易受到细菌的感染。

2. 常见的阴道炎有哪几种

常见阴道炎有：念珠菌性阴道炎（霉菌性阴道炎）、滴虫性阴道炎、老年性阴道炎、非特异性阴道炎（细菌性阴道病），以及支原体、衣原体的感染。

3.阴道炎是怎么得的

阴道炎常见原因是通过性生活直接传染，也可经过洗浴用品、公共浴池、游泳池、坐便器，或应用消毒不合格的卫生用品而感染，也有医源性因素（如分娩及各种宫腔操作等）导致外界病原体的感染。此外，如大量应用抗生素、体内激素发生变化或各种原因致机体免疫能力下降时，可使体内菌群失调而引发感染。

4.常见的几种阴道炎是由什么致病菌引起的

经阴道分泌物涂片检查，常见的致病病原体为葡萄球菌、大肠杆菌、链球菌、淋病双球菌、病毒、白色念珠菌、滴虫、支原体、衣原体等。

念珠菌阴道炎：由白色念珠菌引起的阴道炎症。

滴虫性阴道炎：由阴道毛滴虫引起的阴道炎症。

细菌性阴道病：是一种混合性细菌感染，由于阴道内乳酸杆菌减少而其他细菌大量繁殖，如各种厌氧菌、支原体等引起的混合感染。

老年性阴道炎：常见为阴道毛滴虫、白色念珠菌引起。

尖锐湿疣：由人乳头瘤病毒（HPV）感染引起的鳞状上皮增生性疣状病变。与生殖道尖锐湿疣有关的主要有 HPV6、11、16、18 型。

淋病：由淋病双球菌引起。

☞ 念珠菌阴道炎

念珠菌阴道炎，过去又称为霉菌性阴道炎。

1.哪些人易患念珠菌阴道炎

（1）孕妇、糖尿病及大量应用免疫抑制剂如肾上腺皮质激素的妇女、由于机体免疫力降低，造成阴道组织内细胞功能异常、使阴道内酸度增加所致。

⑵ 长期应用广谱抗生素，抑制了阴道内乳酸杆菌生长，也有利于念珠菌的生长繁殖。

⑶ 肥胖、穿紧身化纤内裤、长久使用卫生垫等，造成会阴部温度和湿度增高，易于念珠菌感染。

⑷ 其他：应用避孕药，身体其他部位的念珠菌感染等。

2.念珠菌阴道炎有什么表现

外阴及阴道奇痒并可伴有灼痛，白带增多，典型的白带呈白色稠厚的豆渣样或凝乳样，有时白带稀薄，含有白色片状物；检查时可见阴道黏膜上附着白色膜状物，擦除后露出红肿黏膜面，外阴潮湿感，严重者可形成浅溃疡，若在阴道分泌物中找到白色念珠菌即可诊断。

3.得了念珠菌阴道炎该怎么办

改变阴道酸碱度，造成不利于念珠菌生长的条件。治疗念珠菌阴道炎的药物很多，如用 2%~3%苏打液冲洗外阴、阴道后，于阴道深部放置制霉菌素泡腾片或克霉唑类、咪康唑类的栓剂，每晚 1 次，一般 7~10 天为 1 个疗程，对于外阴瘙痒严重者，在外阴清洁后用克霉唑类的软膏涂擦外阴部皮肤，医生还会根据病情给予相应的口服药物，以增加疗效。

因为念珠菌性阴道炎容易在月经前复发，故治疗后应在月经前复查白带。待检查念珠菌阴性后，应继续治疗 1 个疗程，以巩固疗效。

注意月经期不做阴道上药。

4.健康行为指导

（1）注意个人卫生，保持外阴清洁、干燥，避免盆浴。

（2）因本病还可以通过性生活传播，故在治疗期间应避免性生活，必要时夫妇同时进行治疗。

（3）合理应用抗生素或激素，积极治疗糖尿病。

（4）对于长期或大量应用抗生素者、糖尿病患者更应注意皮肤及外阴清洁。

（5）勤洗内裤，并经常日照或沸水煮烫消毒。

（6）卫生用品如卫生巾、卫生纸一定要买正规合格的厂家生产的品牌，要求无毒、无刺激，以避免伪劣制品给身体带来伤害。储存时也不要放在阴暗、潮湿的地方，如浴室等。

☞滴虫性阴道炎

1.滴虫性阴道炎有什么表现

以稀薄的泡沫状白带增多及外阴瘙痒为特征，若有其他细菌混合感染则排出物为脓性，可有臭味，阴道口、外阴有灼热感，疼痛、性交痛等，若尿道口有感染可有尿频、尿痛，检查时可见阴道黏膜充血、红肿，常有散在性红色斑点，做阴道分泌物涂片镜下可以找到滴虫。由于阴道 pH 值在妊娠期、月经期前后或产后均有增高，易于毛滴虫繁殖，故炎症在此期间容易发作。

2.得了滴虫性阴道炎该怎么办

因阴道毛滴虫属于厌氧的寄生原虫，可口服灭滴灵 400 毫克，每日

3 次，连服 7 天。因服药后有胃肠道反应，如食欲减退、恶心、呕吐等，所以宜饭后服用，孕妇及哺乳期禁用，同时阴道深部每晚放置灭滴灵泡腾片一枚，共 7~10 天为一疗程，用弱酸性洗液冲洗外阴及阴道，如 0.5%的醋酸液或 1%的乳酸液，以改善阴道内环境，将提高疗效。注意月经期不做阴道上药。

3. 滴虫性阴道炎怎样才算治愈了

因滴虫性阴道炎常于月经后复发，故治疗后检查滴虫阴性时仍应每次月经后复查白带，若经 3 次检查均为阴性，方可称为治愈。为巩固疗效，应继续治疗一个疗程。

4. 健康行为指导

(1) 为避免重复感染，内裤及洗涤用的毛巾应煮沸 5~10 分钟，以消灭病原体，已婚者还应检查男方是否有生殖器滴虫等，若为阳性需同时治疗。

(2) 阴道上药与口服用药应同时进行，并坚持按疗程治疗。

(3) 培养个人良好的卫生习惯，洗桑拿及用公共坐式便具应注意交叉感染。

(4) 治疗期间，保持外阴清洁，每日换内裤。

(5) 治疗期间，禁止性交。

(6) 阴部瘙痒时，勿用力搔抓，勿用热水烫洗，以免烫伤。

☞ 细菌性阴道病

细菌性阴道病，曾经被称为非特异性阴道炎。

1.细菌性阴道病有什么表现

阴道可无炎症病变（即患者没有感到明显的不适，检查时阴道黏膜充血、水肿不明显），或表现仅为白带增多、稀薄，呈灰白色，有腥臭味，轻度外阴瘙痒或烧灼感，检查阴道黏膜无明显充血、无滴虫、真菌或淋菌。但是阴道分泌物检查可找到一种叫做线索细胞的阴道脱落细胞。

2.得了细菌性阴道病该怎么治疗

主要选用抗厌氧菌的药物，如口服用药：首选灭滴灵400毫克，每日3次，服用7天；局部用药：灭滴灵泡腾片，每日晚阴道上药一枚，放到阴道深部，7~10天为1个疗程。注意月经期不要阴道上药。

外阴部清洗可用弱酸性洗液，如1%乳酸液或0.5%醋酸液。

因炎症容易复发，在阴道分泌物检查呈阴性后仍需巩固治疗一两个疗程。

3.健康行为指导

(1) 平时注意外阴清洁，但应避免过度阴道冲洗。

(2) 避免各种原因引起的阴道或外阴的损伤。

(3) 急性炎症期禁止性生活。

对于难治性或复发性的细菌性阴道病应进一步检查是否有沙眼衣原体或支原体的感染。

☞ 沙眼衣原体感染

衣原体是一种大小介于细胞和病毒之间的微生物，有细菌的特性，与人类生殖道有关的是沙眼衣原体。

人的生殖道感染后大多无明显症状或仅有轻度外阴瘙痒，白带增多，可以通过培养法、血清学检测等来明确诊断。

此病虽然症状不重，但是不治不能自愈。在治疗上，可选用敏感抗生素服用，并可进行阴道上药。

☞支原体感染

支原体感染的症状基本同衣原体，它可以通过支原体培养和血清学来鉴定。治疗药物与沙眼衣原体的治疗相同，也可做药敏试验来选择不耐药的抗生素。

☞老年性阴道炎

1.为什么会患老年性阴道炎

老年性阴道炎又称萎缩性阴道炎，常见于绝经后或人工绝经及双侧卵巢切除术后的妇女。因卵巢功能衰退，雌激素水平降低，使阴道黏膜发生萎缩、变薄，上皮组织内糖原含量减少，阴道内 pH 值上升，酸度下降，局部抵抗力降低，阴道菌群平衡失调，致病菌容易入侵繁殖引起炎症。

2.老年性阴道炎有什么特点

主要表现为阴道分泌物增多，呈淡黄色水样，感染时可呈脓性，有臭味，黏膜有浅表溃疡时可有血性分泌物，常伴有外阴瘙痒、灼热感，波及尿道口时可引起尿频、尿痛及尿失禁等症状。检查时可见阴道呈老年性改变，阴道黏膜充血，有小出血点，有时有浅表溃疡。

3.在诊断老年性阴道炎时应注意什么

对于有血性分泌物或出血的患者首先要排除宫颈与宫体、阴道癌的恶变，需常规做宫颈刮片，必要时分段诊刮术，另外还要和有无滴虫性、念珠菌阴道炎区别。

4.得了老年性阴道炎该如何治疗

治疗原则为增加阴道抵抗力及抑制细菌生长。

（1）增加阴道酸度：用弱酸性洗液，如0.5%醋酸液阴道冲洗，每日一次，冲洗后再行阴道上药。

（2）雌激素局部或全身用药：0.01%求偶素鱼肝油涂擦外阴，或在医生指导下口服一些能改善更年期的激素类药物，有利于缓解症状，但对于有子宫肌瘤、乳腺癌、子宫内膜癌等生殖器肿瘤患者禁用。

5.健康行为指导

（1）注意外阴清洁，少食辛辣油腻的食物。

（2）减少外阴及阴道局部的损伤，可涂以石蜡油、鱼肝油等以增加阴道内润滑度。

（三）宫颈炎症

宫颈炎是生育期妇女最常见的疾病，大约半数以上的妇女患有宫颈炎。在正常情况下，宫颈具有多种防御功能：一方面宫颈阴道部表面覆盖的复层鳞状上皮，具有较强的抗感染能力；另一方面，在非月经期宫颈口紧闭，并且宫颈管分泌大量的黏液，形成的黏液栓可保持内生殖器的无菌。但是宫颈易受机械性的损伤，一旦发生感染可引起急性和慢性宫颈炎症。急性宫颈炎常与其他部位女性生殖器炎症并存。体检中最常见的宫颈炎是慢性宫颈炎。

1.为什么会患慢性宫颈炎

多由急性宫颈炎转变而来。由于宫颈管黏膜皱襞多，病原体易于隐藏在宫颈黏膜内，感染后病原体不易消除而导致慢性炎症。

(1) 机械性刺激或损伤：已婚女性多发，与性生活有一定关系；分娩、人工流产、手术损伤等可引起宫颈裂伤或损伤而导致病原体侵入引起炎症。常见的病原体有：葡萄球菌、链球菌、大肠杆菌、厌氧菌等，此外还有支原体、衣原体、淋球菌以及病毒感染，如人乳头状病毒(HPV)、疱疹病毒感染。

(2) 产褥期、经期卫生注意不够或性生活不洁，也可将致病菌带入生殖道，引起宫颈炎。

(3) 与化学药物刺激、腐蚀或对药物及男性精液的过敏反应也有一定关系。

2.慢性宫颈炎有什么表现

白带增多为主要症状，白带可为白色、淡黄或脓性，可伴有外阴瘙痒，伴有息肉形成时可出现血性白带或接触性出血，炎症扩散到盆腔时可有下腹坠痛、性交痛、腰骶部酸胀，经期劳累后加重。由于黏液脓性白带不利于精子存活及穿过，可引起不孕。

在宫颈部位可以表现为宫颈肥大、宫颈息肉、宫颈腺体囊肿（又称纳囊)、宫颈糜烂（轻、中、重度）等，其中宫颈糜烂是慢性宫颈炎最常见的一种病理改变。

3.如何诊断慢性宫颈炎

宫颈部的炎症尤其是宫颈糜烂与早期宫颈癌从外观上难以鉴别，须常规做宫颈刮片脱落细胞学检查，必要时在阴道镜下取活检，以明确诊断。

4.得了慢性宫颈炎该如何治疗

慢性宫颈炎以局部治疗为主，可采用物理治疗、药物治疗和手术治疗，但以物理治疗最常用。特别值得注意的是，在各种治疗之前，应常规做宫颈刮片细胞学检查，排除恶变的可能。

宫颈肥大：如无明显不适，可不予处理，但应定期进行宫颈防癌刮片检查，有症状者可行阴道上药，以使炎症消退及吸收。严重者可手术酌情采用宫颈楔形或锥形切除术。

宫颈息肉：对于小的宫颈息肉，没有出血，可以阴道上药治疗，每3个月复查1次；对于大于1厘米的宫颈小息肉可在门诊摘除，大而蒂粗的息肉需住院切除，并将息肉送病理检查。

宫颈糜烂：对于轻度的糜烂可以局部阴道上药，并可口服一些药物辅助治疗；中、重度的糜烂建议进行物理治疗，常用的方法是电熨法，近年新的治疗仪器不断问世，如激光治疗、冷冻治疗、红外线凝结疗法、微波疗法；对于未生育过的妇女可采用光疗，因其损伤小，治疗后不影响宫颈组织的延展性。物理治疗一般在月经干净后3~7天进行，术后1~2周内阴道内会有水样或粉红色分泌物排出，一般需6~8周痊愈，治疗期间需注意外阴清洁，2个月内禁性生活。

慢性炎症久治不愈，伴有颈管炎或宫颈严重外翻者或有癌前病变需做进一步检查，可行宫颈锥形切除术。

5.健康行为指导

（1）定期进行妇科检查，积极治疗宫颈炎症。

（2）注意个人卫生，经常换洗内衣、内裤，注意外阴清洗，保持外阴清洁、干燥。

（3）寻找病因,包括检查阴道分泌物及清洁度,以消除引发炎症的来源。

（4）男女在过性生活之前，都应清洗外生殖器，注意性卫生，杜绝感染来源。

（5）月经期应绝对禁止过性生活，注意经期卫生，用温热水清洗外阴，注意不要坐浴。

（6）防止流产及产褥感染。

（7）若发现白带异常或已确诊为急性宫颈炎的患者，应及时治疗，防止转变为慢性宫颈炎。

(四) 盆腔炎症

盆腔器官炎症包括子宫内膜炎、子宫肌炎、输卵管卵巢炎和盆腔结缔组织炎。在女性内生殖器官中，输卵管、卵巢被称为子宫附件。附件炎是致病微生物侵入生殖器官后引起输卵管、卵巢感染的常见疾病。输卵管、卵巢炎常常合并有宫旁结缔组织炎、盆腔腹膜炎，且在诊断时也不易区分。

1.盆腔炎的发生与哪些因素有关

（1）细菌可在分娩、难产及手术操作或产褥期感染时侵入生殖器，继而整个盆腔，引起炎症。

(2) 妇科手术后感染。行人工流产术、放环或取环手术、输卵管通液术、输卵管造影术等消毒不严格而感染，也有患者手术后不注意个人卫生，或术后不遵守医嘱，有性生活，同样可以使细菌上行感染，引起盆腔炎。

(3) 月经期不注意经期卫生，盆浴、游泳、月经期性交或不洁性交等就会给细菌提供逆行感染的机会，使细菌乘机而入导致盆腔炎。

(4) 邻近器官的炎症蔓延。最常见的是发生阑尾炎，可以通过直接蔓延引起女性盆腔炎症。患慢性宫颈炎、阴道炎时，病原菌也可沿生殖道黏膜上行蔓延或通过淋巴循环，引起盆腔结缔组织炎。

(5) 机体抵抗力降低时，可有急性发作。

2.盆腔炎有什么表现

盆腔炎分急性和慢性两种。

急性盆腔炎起病急，症状明显，如高热（39~40℃）、寒战、下腹剧痛、分泌物增多呈脓性或血性；若有腹膜炎时可出现消化道症状，如恶心、呕吐、腹胀、腹泻；可有腹肌紧张、拒按等；盆腔检查子宫两侧可有明显压痛甚至触及包块；化验检查白细胞可高达 $10\sim20\times10^9$/升，严重者可致败血症而危及患者生命。对于急性盆腔炎应进行积极的治疗，若治疗不彻底往往转为慢性。

慢性盆腔炎一般都曾经有急性盆腔炎史，全身炎症症状不明显，可有低热、经常性程度不同的腹痛、小腹坠胀和牵扯感，时轻时重，尤其在劳累、受凉、性交后或月经前后明显，并伴有白带增多、腰骶部酸痛、月经失调等症状，当输卵管粘连阻塞时可引起不孕。当机体抵抗力较差时易反复发作。

3.如何诊断盆腔炎

为明确诊断，医生通常还要做一些必要的辅助检查，如血常规、尿常规、宫颈管分泌物、阴道后穹隆穿刺检查等，以便于与急性阑尾炎、异位妊娠破裂、流产等疾病相鉴别。盆腔有包块者常需做 B 超、血的肿瘤标志物测定以排除有无卵巢肿瘤等。诊断特别困难时，需借助于腹腔镜检查。

4. 得了慢性盆腔炎该怎么治

积极彻底地治疗急性输卵管卵巢炎、盆腔腹膜炎，是预防本病发生的关键。

慢性附件炎的治疗方法很多，为彻底根治，必须持之以恒。针对可能的病因给予不同的抗生素，中药治疗则以活血化淤、清热利湿为主。若配合理疗如微波、激光、中医离子透入等，可促进盆腔局部血液循环，改善组织营养状态，有利于粘连组织的消散及吸收。因炎症引起的较大的输卵管积水或输卵管卵巢囊肿，可行手术治疗。对于输卵管阻塞造成不孕者，可行输卵管整复手术。

5. 健康行为指导

(1) 积极治疗急性盆腔炎、宫颈炎等妇科炎性疾病。

(2) 尽量避免不必要的妇科检查，以免引起炎症的扩散。

(3) 平时应注意个人卫生，经期、产期用清洁的卫生垫或卫生巾，避免着凉，勤换内裤，保持外阴清洁，禁止经期性交，预防感染。

(4) 平时注意清淡饮食，避免生冷、辛辣刺激品，多饮水。

(5) 注意休息，避免劳累。

(6) 树立信心，保持心情舒畅、积极锻炼、增强体质、以提高抗病能力。

三、外阴瘙痒与外阴白色病变

（一）外阴瘙痒

1. 外阴为什么会发生瘙痒

外阴瘙痒是一种症状，可由多种原因引起。

（1）局部有特殊感染（如霉菌性阴道炎、滴虫性阴道炎、阴虱、疥疮、蛲虫病）。

（2）慢性外阴营养不良。

（3）药物过敏或化学品刺激。

（4）患有某些慢性病，如皮肤病、糖尿病、黄疸、白血病、维生素A缺乏、维生素B缺乏等。

（5）其他，如不良卫生习惯、穿不透气的化纤内裤、月经垫等。

（6）部分患者无明显的局部或全身原因，可能与精神或心理因素有关。

2. 出现外阴瘙痒该怎么办

患有此病者首先应查明病因，方可对症下药。

3. 健康行为指导

（1）注意经期卫生，行经期间勤换卫生护垫，勤清洗。

(2) 保持外阴清洁干燥，不用热水烫洗，不用肥皂擦洗。

(3) 忌乱用、滥用药物，忌抓搔及局部摩擦。

(4) 忌酒及辛辣食物，少吃海鲜等易引起过敏的食物。

(5) 不穿紧身兜裆裤，内裤更须宽松、透气，并以棉制品为宜。

(6) 局部如有破损、感染，可用1:5000高锰酸钾液（在温开水内加入微量高锰酸钾粉末，使呈淡红色即可，不可过浓）坐浴，每日2次，每次20~30分钟。

(7) 就医检查是否有霉菌或滴虫，如有应及时治疗，而不要自己随意用药治疗。

(8) 久治不愈者应做血糖检查。

（二）外阴白色病变

现在医学界把各种因素所致的外阴部皮肤和黏膜出现的不同程度的变性、变白或皮肤粗糙萎缩改变的一组慢性疾病，叫做外阴白色病变，又称为慢性外阴营养不良或外阴白斑，是一种外阴上皮内非瘤样病变，一般发生在30~60岁的妇女。患了“外阴白斑”的妇女感到很恐惧，怀疑这是不是癌前病变。近年来，通过大量临床实验证实，它的癌变率一般只有2%。当外阴白色病损伴有不典型增生时方可称为癌前病变，约占10%。不典型增生可有三种发展变化即：保持原状、恢复正常或进展为原位癌。

1. 外阴白色病变的发生与哪些因素有关

(1) 局部神经血管功能紊乱，造成外阴深部结缔组织营养失调是本病发生的主要原因。

(2) 局部阴道分泌物的刺激、精神因素或全身性营养缺乏、内分泌失调、代谢障碍等原因与本病有密切关系。

2.外阴白色病变有什么表现

外阴白色病变一般伴有奇痒，可持续数月乃至数十年，这种瘙痒不分季节与昼夜，叫人难以忍受。但也有外阴皮肤变白而患者无感觉的，自己并不知道，而是由医生发现的。这种皮肤和黏膜变白的部位主要是在大阴唇、小阴唇、阴蒂包皮、阴唇后联合及肛门周围，且呈对称性。发病初期，外阴微微发红，继而在病损处发展成大小不等的白斑。白斑表面增厚或平滑、变薄，周围组织失去弹性，病损处皮肤干燥易皲裂，阴毛稀少或脱落，病史较长时皮肤变硬可使阴道口狭窄，大小阴唇、阴蒂萎缩、粘连，影响性生活。

根据病变的特点，可分为三型：增生型营养不良、硬化苔藓型营养不良和混合型营养不良。

3.如何诊断外阴白色病变

根据病史和表现，外阴皮肤瘙痒、发生褪色、呈白色改变或伴有萎缩、增厚、粗糙、硬化等可做出诊断，但要与老年生理性萎缩、外阴白癜风及外阴炎症刺激引起的局部变化相区别。尤其是皮肤出现隆起、溃疡、破裂、硬结时更应高度警惕恶性变，这时候医生会在病变处取活组织进行病理检查，以排除外阴癌的可能。

4.得了外阴白色病变该怎么办

因为此病较顽固且有发生癌变的可能，故要尽早治疗、坚持长期治疗；注意加强营养，改善全身状况；保持外阴清洁，避免局部刺激；可采用局部涂抹10%鱼肝油软膏或2%氢化可的松软膏止痒，在有硬损处涂用1%~2%丙酸睾酮鱼肝油软膏使硬化组织变软，对于久治不愈的溃疡或皲裂可试用激光等物理疗法。应定期随诊，随诊时间一般以3~6个月一次为好，有重度不典型增生时可进行手术治疗。

5.健康行为指导

（1）注意外阴部的清洁卫生，洗澡时不要用热水烫洗或刺激性药物清洗外阴。

（2）不要食用辛辣或刺激性食物，不要喝浓茶、酒等饮料。

（3）衣着宜宽大，勤换洗，同时要注意穿用质地柔软的棉制品。

（4）避免精神刺激。

四、女性生殖器官肿瘤

女性生殖器肿瘤分为良性及恶性两种，我们最常见的良性肿瘤是子宫肌瘤，其次是卵巢囊肿。在我国女性生殖道恶性肿瘤中发病率最高的是宫颈癌。近年来，子宫内膜癌及卵巢癌的发生有增高的趋势，故而组成了女性生殖道恶性肿瘤发生中最常见的 3 个疾病：宫颈癌、卵巢癌、子宫内膜癌（图 8）。

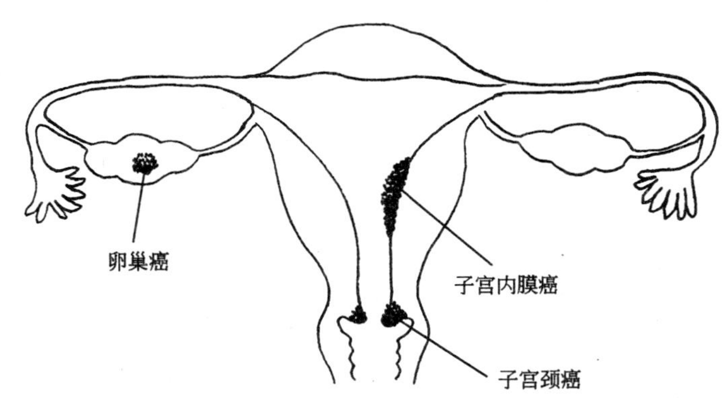

图 8　常见恶性肿瘤发生部位

(一) 女性外阴癌

有资料报道，女性外阴癌约占全身癌的 1%，占女性生殖器癌的 4%~5%，发病的平均年龄在 50 岁左右。近年来，由于妇女卫生知识逐渐普及，患病就医者增加，20~30 岁的外阴原位癌患者也不少见。

1.外阴癌的发生与哪些因素有关

外阴癌的发病原因至今尚不清楚，但据多年来的研究结果，认为可能与下列因素有关：

（1）慢性外阴营养障碍。

（2）病毒感染：人类乳头瘤病毒（HPV）感染和疱疹Ⅱ型病毒感染等。

（3）性病：尖锐湿疣、淋巴肉芽肿及梅毒等。

（4）卵巢功能衰竭引起的外阴组织萎缩也可能是引起外阴癌的因素。

2.外阴癌的癌前期有哪些表现

由于女性外阴癌生长缓慢，而且多有癌前期病变，因此掌握癌前期特点，有助于早期发现、诊断和治疗。

以下五种情况应警惕有发展或已经成为外阴癌的可能：

（1）白斑。外阴与肛门之间有无白斑，特别是那种皮肤皱缩变厚，开始为红色、后为灰白色的白斑，触摸时有硬结、粗糙之感。

（2）肿物。外阴部出现的各种形态的肿物如结节状、菜花状或乳头样肿物，尤其是大阴唇、小阴唇、阴蒂等部位。如果发现有无痛性的小肿物，应警惕有外阴癌的可能。

（3）溃疡。若女性外阴部出现久治不愈的凹陷硬底溃疡，且伴有疼痛、出血，多为女性外阴癌信号。

（4）瘙痒。因引起外阴瘙痒的原因很多，在排除念珠菌感染、滴虫感染、阴虱、疥疮等引起的女性外阴瘙痒症后，若外阴瘙痒久治不愈而又查不出原因的顽固性奇痒者，应考虑到女性外阴癌。

(5) 色素痣。在阴蒂、小阴唇等部位的色素痣发生瘙痒、溃疡、出血、色素沉着范围增大时应警惕有恶变的可能。

3.外阴癌有什么表现

外阴癌的早期症状不明显，不易与外阴良性疾患相区别。持续的外阴瘙痒是外阴癌最常见的症状，约 50%与外阴白斑症伴发。妇科检查时，大多于大小阴唇及阴蒂部可见结节发硬的肿块，或菜花样质脆的肿物，亦可有经久不愈的溃疡。晚期则有疼痛及继发感染引起的血性恶臭分泌物，且腹股沟淋巴结增大。

4.如何诊断外阴癌

对于久治不愈的外阴瘙痒、溃疡、白色病变、外阴硬结或菜花样新生物等，医生会及时进行局部活组织检查，以明确诊断。为了解病变的范围有时需做膀胱镜或 X 线等检查。

5.得了外阴癌该怎么治

外阴癌的治疗目前仍以手术疗法为主，传统的手术方法是广泛的全外阴根治术及腹股沟淋巴结清扫术。5 年存活率可高达 60%~83%。外阴癌还可以辅以放射治疗和化学药物治疗。

治疗后的外阴癌应定期随访。

6.健康行为指导

（1）积极治疗外阴瘙痒。

（2）定期进行妇科检查，尤其是出现结节、溃疡或色素减退性疾病时应及时就医。

（二）宫颈癌

从世界范围来讲，宫颈癌已成为继乳腺癌后的女性恶性肿瘤。在我国每年约有 5.3 万女性死于宫颈癌，居女性生殖器官恶性肿瘤的首位，其发病年龄多在 35~64 岁。最近医学人员的研究发现，宫颈癌不仅是可以预防、可以治疗的，甚至是可以治愈和消灭的。宫颈癌的发生和发展有一个渐进过程，可以从数年到数十年，一般认为这个演变过程经过这样几个阶段：正常宫颈组织→癌前期病变→原位癌→早期浸润癌→晚期浸润癌，从正常组织到癌约需 10~15 年时间，从原位癌发展到晚期癌又需 10~15 年，因此根据这一特点，通过在妇女中进行定期普查，采用宫颈刮片脱落细胞检查，能发现癌前期病变及早期宫颈癌病人。

1.得宫颈癌的危险因素有哪些

宫颈癌的病因至今虽尚未阐明，但经过长时期的流行病学调查研究，对一些致病危险因素的认识已逐步接近一致。现已公认：

（1）宫颈癌与性生活有关：性生活过早（指 18 岁即有性生活），早婚、早育，配偶多、性对象多。

（2）患有性传播性疾病者：淋病、梅毒、湿疣等。

（3）男女双方不注意外生殖器清洁和性卫生也是很重要的因素，过去认为包皮过长是重要因素，但实际上包皮过长危险的实质是包皮垢。如重视清洁阴茎的包皮垢，宫颈癌的危险可以降低。

（4）社会经济条件差：在国外调查中，一致认为社会经济状况差是危险因素，可能是这些人群的性卫生条件和习惯差、性杂乱，因而导致患生殖道感染机会增多有关。

(5) 患有宫颈慢性炎症者：如宫颈糜烂、白斑、宫颈撕裂等，宫颈糜烂在修复过程中，少数可能由于致癌物质加上身体免疫或易感性的关系而发生退行性变，因而易于发生宫颈上皮内肿瘤。

(6) 吸烟问题：吸烟与宫颈癌的发生有关。

(7) 病毒感染：目前人乳头瘤病毒感染与宫颈癌的关系研究正成为一个新的热点，大量的研究结果显示人乳头瘤病毒感染与宫颈癌的发生密切相关，认为是引起宫颈癌的主要病因。另外，单纯疱疹病毒Ⅱ型(HSV-2)、巨细胞病毒（CMV)、衣原体亦都可能与宫颈癌有关。

(8) 其他：如性激素、精神创伤、遗传因素等，与子宫颈癌的发生亦有关。

2.出现哪些信号要警惕宫颈癌

(1) 阴道排液增多，可以混有血性分泌物或稀薄如水样或米泔样，伴有恶臭。

(2) 阴道不规则出血，多见于性交后出血，下腹用力使劲时出血。

(3) 绝经后出血。

(4) 宫颈癌发生后可能发生小便刺激性症状，尿频、尿急及大便带血，也可引起盆腔和下肢疼痛或肿胀。

3.宫颈癌有什么表现

宫颈癌早期一般无明显症状，部分患者可有阴道流血，常发生在性生活以后或妇科检查后，为接触性出血，量可多可少；老年患者常表现为绝经后阴道流血；阴道排液增多，血性或米泔样；晚期可表现为被病灶侵犯部位的症状，如肛门坠胀、下肢肿痛、尿频、尿急等。妇科检查时可见宫颈光滑或宫颈充血或有糜烂等，与慢性宫颈炎的体征无明显区别。由于宫颈癌无特异的临床表现，故有部分宫颈癌只是根据其临床表现无法确诊。

4.如何诊断宫颈癌

早期病例或癌前期病例，患者往往无症状，体征也不明显，肉眼不能辨别，此时如果医务人员警惕性不高，不采用必要的辅助诊断，常会发生漏诊及误诊。

(1) 宫颈刮片细胞学检查：通过子宫颈刮片找癌细胞。

(2) 阴道镜检查：需取子宫颈和子宫颈管的活体组织做病理检查，这是确诊宫颈癌及癌前病变最可靠的方法。它可以鉴别是原位癌或浸润癌，还可以与其他的子宫颈病变如结核、溃疡、息肉、乳头状瘤等相鉴别。医生通过局部染色及阴道镜检，在最可疑的部位取材以提高诊断率。刮取宫颈管组织进行检查可以确定颈管内有无癌浸润或宫颈癌是否已侵犯颈管。

5.得了宫颈癌该怎么治

根据临床分期、年龄及全身情况确定治疗方案。手术是宫颈癌有效的治疗方法，另外还依据情况进行放射治疗和化学药物治疗。

6.健康行为指导

(1) 有性交出血、月经异常及绝经后出血者或白带异常，混有血性、伴有恶臭均应及时就医。

(2) 注意性卫生及外生殖器卫生，男方如有包皮过长或包茎者，更应注意局部清洁。

（3）定期进行妇科病的普查普治，应常规做宫颈刮片检查癌细胞。

（4）警惕各种致病危险因素，及时治疗癌前病变。对于宫颈不典型增生者，特别是宫颈中重度糜烂患者应积极治疗。

（三）子宫肌瘤

子宫肌瘤是女性生殖器官中最常见的良性肿瘤，多见于30~50岁女性，估计35岁以上妇女每四五人中就有一名子宫肌瘤患者，许多子宫肌瘤患者并无症状，或因肌瘤很小而在普查中被发现。子宫肌瘤可变性或恶变为子宫肉瘤，但恶变的可能不到1%，且多见于年龄较大的妇女。

1.为什么会患子宫肌瘤

确切的发病因素尚不明了，但根据其好发于生育年龄推测，可能与雌激素分泌过多有密切关系。妊娠可使子宫肌瘤生长加快。一般在绝经后肌瘤停止生长，甚至萎缩、消失。

2.子宫肌瘤有什么表现

多数患者无明显症状，仅于盆腔检查时发现，肌瘤可单发也可多发，若子宫上同时发生多个不同类型的肌瘤，称多发性子宫肌瘤。根据其生长的部位，可分为肌壁间肌瘤、浆膜下肌瘤和黏膜下肌瘤（图9），这三种肌瘤可同时并存。症状表现常常随肌瘤生长的部位、大小、生长速度而异。

（1）月经改变：为最常见症状，可使月经周期缩短、经量增多、经期延长，出现不规则阴道流血等，尤其是生长在黏膜下的肌瘤主要表现为月经过多。

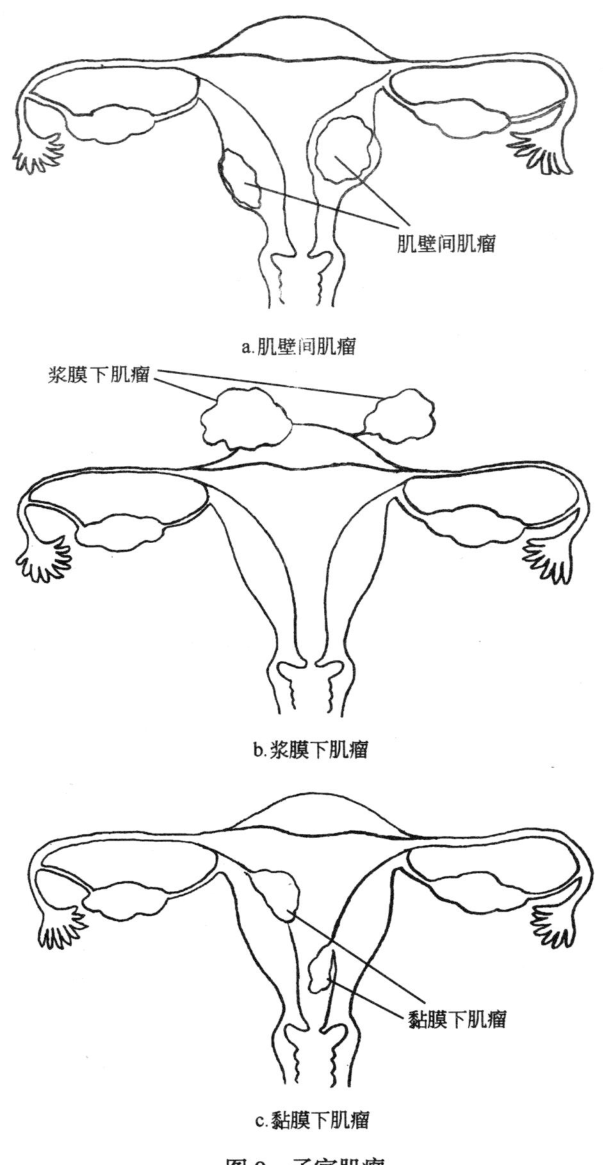

图 9　子宫肌瘤

⑵ 腹部肿块：当肌瘤长到一定程度时，患者可于下腹部触及肿块，尤其在膀胱充盈时，子宫肌瘤被推向上方，更容易被患者自己触到。

⑶ 白带增多：尤其是悬于阴道内的黏膜下肌瘤，因其表面易感染、坏死，产生大量脓血性排液及腐肉样组织，可伴臭味。

⑷ 下腹坠胀，腹痛、腰酸：当浆膜下肌瘤缔扭转、肌瘤红色变性时，腹痛剧烈；凡痛经剧烈且进行性加重者，常为子宫肌瘤并发子宫腺肌瘤所致。

⑸ 压迫症状：肌瘤压迫膀胱可出现尿频、排尿障碍、尿潴留等，压迫输尿管可引起肾盂积水，压迫直肠可致便秘、里急后重、大便不畅等。

⑹ 不孕：由于子宫腔结构的改变以及对输卵管的压迫使之扭曲，影响受精卵运送及着床。

⑺ 贫血：长期月经过多可导致继发性贫血，严重时可全身无力、面色苍白、气短、心慌等。

3.如何诊断子宫肌瘤

为了与盆腔内卵巢肿物、妊娠的子宫、子宫腺肌瘤、盆腔炎症包块等相鉴别，除了解病史、症状、体征外，必要时要借助于辅助检查确诊，如B超、诊断性刮宫、宫腔镜、腹腔镜检查或子宫输卵管造影术等。尤其是B超检查对于诊断及鉴别诊断有很大帮助，并且能提示肌瘤的大小、部位及数目。

4.得了子宫肌瘤该怎么办

子宫肌瘤是妇科最常见的良性肿瘤。究竟应该选择怎样的处理方法要根据患者年龄、临床症状、肌瘤大小、部位、生长速度、是否保留生育功能及有无并发症等，进行全面分析、综合判断而定。

(1) 随访观察：若查出的肌瘤不足 3 个月妊娠大，没有引发症状而且月经量不多，尤其是近绝经期的患者，因绝经后雌激素水平降低，肌瘤可自然萎缩或消失，可不予治疗，每 3~6 个月随访一次，观察变化情况。对于肌瘤小，瘤体生长慢的年轻患者也可定期随访观察。

(2) 药物治疗：患者年轻或肌瘤较小且症状不明显；近绝经期，子宫肌瘤不超过 3 个月大小或全身情况不允许或不能胜任手术者，均可给予中西药物对症治疗。如可以在医生的指导下使用米非司酮、甲基睾丸素等药物，也可服用中药以达到活血化淤、扶正祛邪，抑制肿瘤生长的作用。对于经期出血较多或伴有贫血患者，则需予以对症处理。

(3) 手术治疗：若子宫增大如妊娠 3 个月或肌瘤生长较快，症状明显以致继发贫血，常需手术治疗。对肌瘤生长迅速者，还要排除恶变可能。手术方式：经腹部或阴道做全子宫切除术或肌瘤剔除术。①肌瘤剔除术：适用于年龄 35 岁以下，未生育过，希望保留生育功能，但术后应避孕 2 年方可怀孕。②子宫切除术：肌瘤较大，症状明显，经药物治疗无效，不需保留生育功能或怀疑有恶变者，可行子宫次全切除术或子宫全切术，卵巢保留与否视患者年龄、卵巢情况而定。

5.健康行为指导

(1) 定期健康体检，必要时行 B 超检查，及时发现肌瘤并注意肌瘤生长速度。

(2) 注意饮食合理，避免肥胖。

(3) 因子宫肌瘤合并妊娠后，可使肌瘤迅速增长，流产率高，易发生肌瘤红色变性，因此怀孕前应积极治疗。

(四) 子宫内膜癌

因子宫内膜癌发生在子宫体部的内膜，因此又称为子宫体癌，近

20 年来国内外报道其发生率在不断上升，为女性生殖道常见三大恶性肿瘤之一，约占女性生殖系统肿瘤的 20%~30%。子宫内膜癌多发生于年龄较大的妇女，尤其是绝经后多见。

1.哪些因素易导致子宫内膜癌

流行病学调查发现，虽然子宫内膜癌的病因尚不明确，但具有某些危险因素的人群易于发生内膜癌。有文献报道，大部分子宫内膜癌是由内分泌紊乱引起，而长期持续雌激素的影响是内膜癌发病的重要因素。内膜癌患者常与不育、肥胖、高血压、糖尿病、无排卵性功血、绝经晚、多囊卵巢综合征、功能性卵巢肿瘤等因素有关；外源性雌激素的不合理应用也可能与病因有关；子宫内膜癌还常见于未婚妇女，或生育次数少者。任何年龄的妇女，尤其是更年期和绝经后的妇女，如果雌激素（内源性或外源性）持续作用于子宫内膜，而无孕激素的拮抗，会使内膜发生增生、腺上皮细胞异型性改变，最后可能发展为癌。所以说如果一个女性患有子宫内膜增生的话，其患有子宫内膜癌的几率就会增高。大约 20%的内膜癌患者有家族遗传史。

2.子宫内膜癌有什么表现

极早期无明显症状，一旦出现症状多表现为不规则阴道出血、阴道排液。绝经后的阴道出血通常开始时是带有血丝的液体，然后带越来越多的血。围绝经期的妇女不应该想当然的认为阴道非正常出血是更年期附带的症状之一。尚未绝经者则表现为月经周期无规律，月经量增多，经期延长或经间期出血。另外少数患者有阴道排液增多或排液有恶臭，还可能出现由癌症引发的异常痛经、性交疼痛、骨盆部位疼痛等症状。

妇科检查早期无明显异常，随后子宫增大，质地较软、子宫固定或盆腔内触到不规则结节状物。

3. 如何诊断子宫内膜癌

如果一位病人被怀疑得了子宫内膜癌，医生除了会仔细检查和询问其总体健康状况和病史外，还可通过细胞学检查、B 超检查、分段诊断性刮宫、宫腔镜、CT、血的肿瘤标志物检查等明确诊断。

4. 得了子宫内膜癌该怎么治

子宫内膜癌的治疗应以手术为主，还有放射治疗或手术加放射治疗、激素治疗、化疗等，可以单用或几种方法综合应用。完成治疗后应定期随访，以便及时发现是否有复发。

5. 健康行为指导

预防子宫内膜癌的关键是要防止女性体内的雌激素水平过高。

（1）开展防癌宣传和定期行防癌普查，加强卫生医学知识教育。

（2）注意高危因素，重视高危患者。对肥胖、初潮早、绝经迟、无生育、少生育、高血压或糖尿病的妇女等高危人群预防子宫内膜癌，都是至关重要的。

（3）治疗癌前病变。对于子宫内膜腺瘤型增生、无排卵型功血、子宫内膜腺囊性增生、功能性卵巢瘤等要重视，特别是患子宫内膜不典型增生患者，应积极给予治疗，严密随访。

（4）有更年期、绝经后的异常阴道出血、阴道排液要提高警惕，及时就医，早期确诊。

(5) 绝经前后的妇女不滥用雌激素，使用雌激素应在专科医生指导下配合孕激素服用。

(6) 控制高蛋白质、高脂肪食物的摄入，多吃绿色蔬菜，使体内雌激素的水平控制在正常的范围。

(7) 适当锻炼身体，有益于控制体内雌激素水平。

(五) 卵巢肿瘤

卵巢肿瘤是妇科常见疾病之一，其中卵巢恶性肿瘤约占 10%。在女性生殖器官恶性肿瘤中，卵巢恶性肿瘤的发病率居第三位，仅低于子宫颈癌及子宫内膜癌， 由于有效诊断方法少，存活率低，已成为一种严重威胁妇女生命的肿瘤。

卵巢虽然小，但组织复杂，为多种肿瘤的好发部位。卵巢肿瘤可发生在一侧或双侧，并有多种不同的表现形式。卵巢肿瘤按其性质可分为：良性卵巢肿瘤、恶性卵巢肿瘤和功能性卵巢肿瘤三大类；按肿瘤的质地可分为：囊性或实性，单一型或混合型；根据有无激素功能又可分为：功能性及非功能性卵巢肿瘤。

卵巢肿瘤包括卵巢真性肿瘤与卵巢瘤样病变，两者外形相似。

1.卵巢肿瘤的发生与哪些因素有关

(1) 卵巢肿瘤可发生于任何年龄，但大多数发生于生育期。卵巢的良性肿瘤多发生在 20~44 岁的妇女，而 40~65 岁的妇女发生恶性肿瘤的机会增加。

(2) 环境因素：根据流行病学调查，生活在西方国家的妇女卵巢癌发病率较我国高，而移居到美国的我国妇女卵巢癌发病率明显增加，可能与饮食中的胆固醇含量高有关。这反映出环境因素在卵巢癌病因中的作用。

（3）内分泌因素：卵巢肿瘤容易发生在未产、未育妇女，以及更年期、绝经后的妇女中，说明内分泌功能与卵巢肿瘤的发生有密切关系。

（4）遗传因素：约10%的卵巢恶性肿瘤与遗传有关。

2.卵巢肿瘤有什么表现

由于卵巢位于盆腔的深部，不容易叩及或查得，无论卵巢良恶性肿瘤在早期很少有症状，往往在妇科检查时偶然发现，或者长到一定大小，出现下腹部包块、下坠感，或因肿瘤巨大出现压迫症状（如便秘、下肢肿胀、腹水等），月经紊乱，或有并发症（如扭转、破裂等导致腹痛）时才被察觉。一旦卵巢恶性肿瘤患者有症状出现时，往往属晚期，已失去最佳治疗时机。

3.如何诊断卵巢肿瘤

首先根据病史、年龄、妇科检查初步诊断是否为卵巢肿瘤，超声检查对于诊断和鉴别诊断有很大帮助。为进一步确诊，还可能要借助于一些辅助检查，如细胞学检查、卵巢相关激素检查、放射学检查（腹部平片、CT等）、腹腔镜，以及血的肿瘤标志物如癌抗原125（CA125）、癌抗原153（CA153）、糖链抗原199（CA199）、癌胚抗原等检查，但以手术后切下的组织物进行病理学检查为确诊卵巢肿瘤的最重要方法。

☞ 卵巢囊肿

随着妇科普查和超声检查的广泛开展，卵巢囊肿（图10）的发现率很高，有些卵巢囊肿可在盆腔检查时发现，有些可通过超声波扫描发现，其中有一些并非是真性卵巢囊肿却给患者造成许多不必要的紧张和忧虑，因此，早期发现卵巢囊肿并加以鉴别和及时处理，并且给予正确的对待甚为重要。

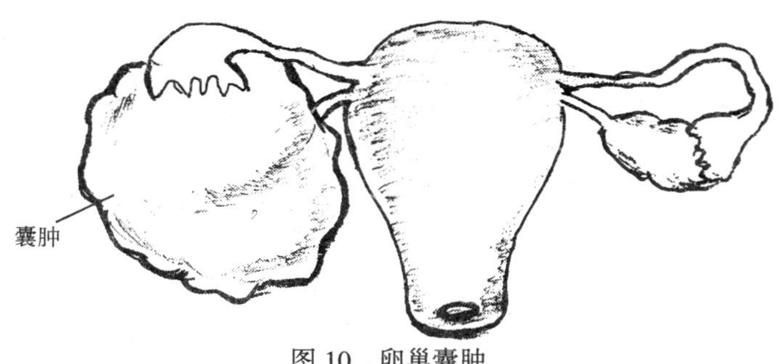

图 10 卵巢囊肿

1.卵巢囊肿是怎么回事

卵巢囊肿是卵巢肿瘤的一种。卵巢囊肿包括真性卵巢囊肿和非赘生性卵巢囊肿。非赘生性卵巢囊肿又称卵巢瘤样病变，是指卵巢上有类似肿瘤的肿块，而不具有真性肿瘤的基本特征，为生育年龄妇女卵巢增大的常见原因，其中包括滤泡囊肿、黄体囊肿、黄素囊肿、卵巢冠囊肿、卵巢巧克力囊肿、多囊卵巢、单纯囊肿、炎症性卵巢囊肿等， 卵巢作为女性的性腺，其主要功能为分泌女性激素和提供成熟的卵子。卵子在卵巢里经历着周期性的变化，生长过程分为卵泡期、排卵期和黄体期，这种变化称为一个卵巢周期，成熟之后的卵子在排卵期被释放出来。倘若卵巢里的滤泡在排卵期没有把其中的卵子排出，这充满液体的滤泡就会形成卵巢滤泡囊肿；倘若排卵后所形成的黄体腔内积聚大量液体，使囊腔扩大就会导致黄体囊肿。处于更年期或更年期之后的妇女是不会有此类囊肿的。

卵巢巧克力囊肿在患有子宫内膜异位症的妇女当中相当普遍，囊肿会随着时间的推移逐渐长大，导致月经来潮时腹部剧痛，还可出现月经不调、不孕、性交痛。而单纯的卵巢巧克力囊肿多无明显症状，只是在体检时被发现。

炎症性卵巢囊肿多合并有输卵管炎，是由于卵巢炎症与周围组织粘连形成粘连性包块或包裹性积液所致。

卵巢囊肿通常没有什么症状，其体积可小如鸡蛋或大如西瓜，但囊肿一旦变大，就可能使患者的下腹或背部隐隐作痛或感到肿胀，也可因挤压膀胱导致尿频或排尿困难。囊肿甚至有可能演变成并发症、感染、扭曲、出血或破裂。

2.得了卵巢囊肿该怎么治

一旦发现囊肿医生会仔细地观察和记录囊肿的位置、体积等详情，以便下次月经过后再次检测时作参考和比较之用。

如果是真性肿瘤，那么无论良性和恶性均需手术切除。

生理性囊肿在生殖年龄的女性当中较为普遍。但这类囊肿直径一般<6 厘米，无明显症状，绝大多数可于两个月内自行消失，不需特殊处理，无需手术。偶见囊肿破裂可出现急腹痛症状，需马上到医院诊治。因此在月经期间或刚过时以超声波检查囊肿是很重要的。

当囊肿增大，直径>6 厘米时，可能会出现一些症状，如在运动、性交或如厕时将会出现疼痛，甚至会有出血现象等，则需要找医生进一步诊治，甚至需开腹探查切除或剔除瘤体。

3.健康行为指导

(1) 对于卵巢囊肿，首先不必忧虑、恐惧，思想上应重视，行动上应与医生配合，进行定期随访。

(2) 密切随访：应每 2~3 个月随访一次，观察有无增大、是囊性块或实质性块，以及和月经的关系。若囊肿体积缩小或未增大，于半年继续随访一次；若囊肿继续增大，尤其是生长迅速，应警惕恶变可能，必要时需手术探查。

（3）每次随访应在月经期或月经干净后的一周内，并排空大便。

（4）生育保健：①囊肿性质不明时暂缓受孕。②肿瘤患者应在切除后病理证实为良性者再生育，否则孕期易变恶性，或瘤体因孕期激素的刺激而迅速长大，阻塞产道，且易扭转、破裂。③对于巧克力囊肿者，手术摘除后应尽快争取生育。④多囊卵巢者应积极进行内分泌治疗或进行卵巢楔形切除，以避免进一步发展为闭经或不孕。

☞ 畸胎瘤

畸胎瘤是一种常见的卵巢肿瘤，多发于年轻女性。近年来，女性卵巢畸胎瘤发病率有逐年上升趋势，占女性卵巢肿瘤的 1/5。

1. 畸胎瘤是怎么回事

畸胎瘤，顾名思义是由不同类型组织构成的一种复杂的混合瘤，有如一个畸形的胎儿，瘤体内常能见到小块骨、软骨等，囊腔内充满油脂和毛发，甚至可以见到牙齿。

根据其外观又可分为囊性及实性两种，根据其组织分化成熟程度不同，又可分为良性畸胎瘤和恶性畸胎瘤两类。

（1）良性畸胎瘤：瘤体多为囊性，故也称为囊性畸胎瘤，或称为皮样囊肿，是最常见的卵巢肿瘤，占生殖细胞肿瘤的 85%~97%，好发于生育年龄，单侧为多。卵巢囊性畸胎瘤成因尚无定论，多认为是胚胎在母体内形成时遗留下来的组织。良性畸胎瘤预后好，少数可恶变。

（2）恶性畸胎瘤：瘤体多为实性，主要由分化不成熟的胚胎样组织组成，好发于青少年，临床上罕见。

2.畸胎瘤有什么特点

因为在畸胎瘤的瘤体里含有骨头和牙齿等硬物，X 线探测偶尔能发现这类囊肿。由于卵巢是有限度范围内可移动的器官，当卵巢畸胎瘤的大小介于 5~10 厘米时，最容易随着运动、性交、怀孕而发生扭转。畸胎瘤比一般卵巢瘤更容易发生扭转，因为畸胎瘤的内容物会造成上轻下重，扭转后又不易恢复原位。而扭转后，瘤蒂上的动脉、静脉、神经都被扭转，整个卵巢会变得更大，乃至出血、坏死。

3.得了畸胎瘤该怎么治

一般在确诊后进行手术切除。

☞ 卵巢癌

卵巢癌是常见的妇科恶性肿瘤，约占女性生殖器官癌症的 1/4，它是妇科癌症中致死率最高的癌症。目前卵巢癌的发生率有逐年增加的趋势，且多数发生在 50 岁以上，但在年轻的女性也可发生。

1.哪些因素下易得卵巢癌

(1) 遗传和家族因素：卵巢癌常常有家族聚集现象，如果直系亲属中(母亲、女儿或姐妹) 有卵巢癌患者，则发生同类型癌症的机会增加。有资料报道，大约有 20%~25%的卵巢恶性肿瘤患者有明确的家族卵巢癌史。

(2) 初潮月经时间在 12 岁以下、首次妊娠年龄在 30 岁以上、产后未哺乳、绝经时间晚于 52 岁。

（3）长期、大量应用外源性激素或内分泌功能紊乱。

（4）与饮食营养有关：长期的高脂肪饮食可使体内胆固醇含量增高而增加患病危险。

2.卵巢癌有什么表现

卵巢癌早期患者通常无明显不适症状或仅有轻微的不舒服，只有到晚期才出现明显的症状，但病灶往往已经发生扩散。

卵巢癌常以消化道症状为最初表现，有下腹部胀痛、饱胀感、消化不良、恶心及消瘦等。当肿瘤逐渐变大，患者可于下腹部摸到肿块，出现压迫症状时如压到直肠则可能会造成大便习惯改变，压到膀胱会造成尿频。卵巢癌也可能造成月经异常。

3.如何诊断卵巢癌

由于卵巢在盆腔的位置较深，加之卵巢癌早期无典型症状和体征，因此医生详细地询问病史及认真地进行体检非常重要。对于可疑病人，往往需要借助于现代影像学检查，以及其他一些特殊检查来及早做出诊断。如超声波、CT或磁共振、子宫颈涂片检查，另外，血液中的肿瘤标志物CA125分析、CEA、SONA、SGA等对卵巢恶性肿瘤的敏感性较高，通过联合检查可提高诊断的可靠性，对于可疑病例医生还会建议做腹水细胞学检查或腹腔镜检查。

4.得了卵巢癌该怎么治

卵巢癌越早发现、早治疗，则愈后就越好。一般诊断为卵巢癌后，首选的治疗方案是手术。但若病情已经较为严重，手术结合放疗、化疗的综合治疗方法对卵巢癌更为有效。

5.健康行为指导

由于病因不明，故无有效的预防办法，只能是通过早期发现，以达到早期治疗的目的。

(1) 常规做妇科检查，每年一次。已绝经两年以上的妇女，妇科检查仍能触及卵巢者，必须进一步检查，可疑症状、家族中有恶性肿瘤史的妇女更要提高警惕。

(2) 工作应劳逸结合，避免过度紧张。

(3) 保持良好的心态。

(4) 注意合理的饮食，控制体重。一些证据显示减少饮食中的油脂含量，也可降低患卵巢癌的风险。

(5) 一些研究显示，哺乳、口服避孕药可减少患卵巢癌的风险，因此提倡母乳喂养。

五、生殖内分泌疾病

(一) 功能失调性子宫出血

凡月经不正常，经检查内外生殖器无明显器质性病变，并排除妊娠、肿瘤、炎症、外伤或全身出血性疾病，是由于调节生殖的神经内分泌系统功能失常引起的子宫异常出血，称为功能失调性子宫出血，简称“功血”。“功血”是一种妇科常见病。

1.为什么会发生功能失调性子宫出血

机体的内外任何因素均可通过大脑皮层影响下丘脑－垂体－卵巢轴的调节功能，当这种调节功能失常时，表现为卵巢功能的失调，进而影响到子宫内膜，导致子宫不规则出血。功血发生的常见原因还有精神过度紧张、环境和气候的改变、营养不良，以及其他全身性疾病等。

功血分为两种：一种是青春期和更年期功血，多因排卵功能发生障碍而造成无排卵型的功血。青春期功血与下丘脑－垂体－卵巢轴功能尚未发育成熟有关；更年期功血的发生则是因卵巢开始萎缩，卵巢功能衰退，雌激素分泌锐减，卵泡不能成熟，没有排卵，使子宫内膜出现不同程度的增生性变化并因雌激素分泌水平的波动而引起出血。另一种是育龄期妇女由于黄体功能失调而导致有排卵型功血。可分为排卵型月经过多、黄体功能不全、黄体萎缩不全及排卵期出血四类。

2. 功能失调性子宫出血有什么表现

主要表现为不规则的阴道出血，月经周期失去规律性、经期延长、经量时多时少或淋漓不尽，出血多或时间长可导致贫血。有时在出血前有一段时间的停经史，继而出现阴道大量的出血，出血期无下腹痛或其他不适，妇科检查未发现异常。

3. 如何诊断功能失调性子宫出血

详细询问病史，根据症状及全面的体格检查，以排除全身性疾病及生殖道器质性病变。常用辅助检查有：

（1）查血常规、出凝血时间、血小板计数，可了解贫血程度及排除血液病。

（2）B超检查：了解子宫大小、形态，宫腔内有无赘生物，子宫内膜厚度，以及卵巢、盆腔情况等。

（3）基础体温（BBT）测定：无排卵型呈单相型曲线；有排卵型呈双相型曲线。

（4）诊断性刮宫：用于已婚妇女，刮取组织送病理检查，既可明确诊断又能达到止血的目的。

（5）内分泌测定：可了解垂体、卵巢及甲状腺等情况。

（6）其他：宫腔镜或腹腔镜检查、蝶鞍X线摄片等。

4. 得了功能失调性子宫出血该怎么办

根据患者年龄、功血类型、子宫内膜病理、生育要求等具体情况，采取不同的治疗方法。

由于每次月经量过多或长时间阴道流血不净，会造成患者贫血、体力不支、精神不振等情况，医生在治疗时首先会迅速止血同时寻找出血的原因，尤其是对于经常发生此种情况的中年妇女，会建议你做一次诊断性刮宫手术，以排除子宫内膜癌的可能。而对于未婚患者则尽量不考虑刮宫，或改用“药物刮宫”的方法，即合理服用雌孕激素后造成人为的血孕激素水平下降，这时内膜就会规则剥脱而出血，也称为“撤退性出血”。血止后，接下来是调整并建立正常的月经周期、改善一般情况、纠正贫血。对于年龄较大、贫血严重、药物或刮宫治疗无效的，或经病理证明子宫内膜呈非典型增生者，医生会让你考虑是否做子宫切除术。对于已婚想生育的妇女，在建立好正常的月经周期后就要开始服促排卵药进行促排卵治疗。

需要提醒的是：

（1）一定要在有经验的医生指导下应用雌、孕激素，建立人工月经周期。

（2）建立人工周期一般 3～6 个月为一疗程，若不坚持 3 个月经周期的治疗者，难以得到预期的疗效。

（3）若是因精神受挫折、工作紧张等原因造成的，应尽力调整自己的心态，就可不药而愈。

（4）患者如因移居外地等原因，月经周期产生紊乱，不宜急于治疗，可观察一段时间。

5.健康行为指导

（1）保持身体健康是避免发生功血的主要环节，因此，不但要预防全身性疾病的发生，而且要生活有规律，劳逸适度，尽量避免精神过度紧张。

（2）加强营养，纠正贫血。用铁锅炒菜、服含铁剂的药物、维生素 C 和蛋白质，改善贫血状况；多食鱼类、肉类、禽蛋类及牛奶、蔬菜类食品。

(3) 在出血期间患者应稳定情绪，解除思想顾虑，避免过度劳累，防止感染。还应注意忌食辛辣刺激食品，以防加重出血，生冷寒凉之品可滞血留淤，也不宜用。

(4) 平时注意不要冒雨涉水，衣裤淋湿要及时更换，避免寒邪侵入，防止寒凝血滞，淤阻冲任而致出血过多或淋漓不净。

(二) 闭经

闭经不是一种疾病，而是有多种原因造成的妇科疾病中的常见症状。通常将闭经分为原发性闭经和继发性闭经两种。原发性闭经是指年龄超过 16 岁，尚未月经来潮者或第二性征发育成熟 2 年以上仍无月经来潮者，但要与隐性闭经相鉴别，如处女膜闭锁、先天性无阴道等造成的使经血不能排出。继发性闭经是指以往曾建立正常月经，因某种病理性原因而使月经连续停止 6 个月以上者，但要与生理性闭经如妊娠期、哺乳期及绝经期后的不来月经相区别。

1.为什么会发生闭经

正常月经的建立和维持依靠下丘脑－垂体－卵巢轴的神经内分泌调节，以及子宫内膜对性激素的周期性反应，如果形成月经的有关器官及生殖器或内分泌腺体中任何一个环节发生障碍就会出现月经失调，甚至导致闭经。常见原因有如下几个方面。

(1) 子宫原因引起的闭经：先天无子宫或子宫发育不全、子宫内膜受损或粘连（如过度刮宫或多次刮宫等）、结核性内膜炎、雄激素不敏感综合征等。

(2) 卵巢原因引起的闭经：如多囊卵巢综合征、卵巢肿瘤、卵巢早衰等。

(3) 垂体原因引起的闭经：如垂体肿瘤。

(4) 下丘脑原因引起的闭经：这是最常见的原因。医学研究表明，女性的月经与神经系统、内分泌系统有着密切的联系。如精神紧张、环境变化、营养失调、减肥、过度运动、应用某些药物、全身性疾病等，均可通过大脑皮层和中枢神经系统影响下丘脑－垂体－卵巢轴失衡导致闭经。

2.如何确定造成闭经的原因

因为闭经只是一种症状，医生在诊断时首先要寻找下丘脑－垂体－卵巢轴的哪一个环节发生了障碍，然后再确定是何种疾病引起。

常用的辅助诊断方法有 B 超、基础体温测定、药物撤退试验、内分泌检测、诊断性刮宫、子宫输卵管碘油造影、蝶鞍 X 线摄片、染色体检查等，以进一步寻找闭经的原因。

3.出现了闭经该怎么治

闭经发生的原因是多方面的，治疗上要根据不同的病因给予相应的处理。

因常与神经内分泌的调控有关，因此进行耐心的心理治疗及全身性治疗非常必要。如治疗慢性疾病、合理安排生活、避免精神紧张、增加营养、积极锻炼身体等，经身心调整后可自然恢复月经。

如果引起闭经的原因是先天性畸形、肿瘤、炎症等器质性病变引起的则针对病因处理。

为调节下丘脑－垂体－卵巢轴的功能，可给予相应的激素以补充机体激素的不足，建立人工周期及促排卵治疗后，可直接改善患者的症状并恢复生育能力。

4.健康行为指导

（1）消除不良环境，避免不良刺激,及时疏导、化解精神紧张情绪，避免恐惧，保持良好的心态。

（2）加强身体锻炼、合理调配饮食，注意营养，食富含维生素 C、铁剂和蛋白质的食物,保持标准体重。

（3）积极治疗全身性疾病，如严重的营养不良、结核病等。

（4）对于年逾 18 岁仍没有月经来潮或青春期发育迟缓者应尽早诊治。

（三）痛经

凡在行经前后或在行经期出现腹痛、腰酸、下腹坠胀或其他不适，甚至出现晕厥，影响生活和工作者称为痛经。

根据痛经产生的原因不同，可分为原发性痛经和继发性痛经两类。

原发性痛经是指自月经初潮起即有的疼痛，常发生在月经前一两天或来潮后不久，腹痛剧烈时可出现面色苍白、手足发凉，甚则晕厥，盆腔检查生殖器官无明显器质性病变，故也称功能性痛经。多见于未婚或未孕的青年妇女。

继发性痛经是由于盆腔器质性疾病所引起的痛经。

1.为什么会发生痛经

导致原发性痛经的原因比较复杂，多与精神、神经因素，内分泌因素，子宫颈管狭窄，子宫位置异常(如子宫过度后屈或前倾)，以及子宫发育不良等原因有关。身体虚弱、有慢性病、精神紧张、感觉过敏的妇女，也常有痛经。前列腺素的水平与痛经有密切关系，在痛经患者月经血中含大量前列腺素，后者可引起子宫收缩，造成子宫缺血和疼痛。严重的痛经常伴有头痛、恶心、眩晕、腹泻等，有时子宫内膜整片脱落排出，形成膜样月经。

继发性痛经的病因比较明确，常由如子宫内膜异位症、子宫腺肌症、盆腔炎和肿瘤等引起。

2.出现痛经该怎么办

(1) 经期注意保暖、下腹部放置热水袋。

(2) 保持大便通畅（减轻盆腔充血）、不吃过度刺激的食物。

(3) 腹痛显著时可适当应用解痛剂和解痉止痛药，如口服芬必得、凯扶兰等；肛门栓剂，如消炎痛栓，置入肛门深部。

(4) 口服避孕药也可减轻症状，适用于要求避孕的痛经女性。据报道，因为避孕药可抑制内膜生长，使月经量减少，降低血中的前列腺素水平，抑制经期子宫活动，可使50%的病人疼痛完全缓解、40%明显减轻。

(5) 平时可根据中医辨证施治使用中药调理，还可以使用针灸、理疗等。

(6) 治疗继发性痛经根本在于消除病因。

3.健康行为指导

(1) 调节情志，保持心情舒畅。

(2) 注意经期卫生，防止过劳，严禁房事，避免经期冒雨涉水。

(3) 经期注意保暖，应多喝热水，也可在腹部放置热敷袋或热水袋，保持身体暖和将加速血液循环，尤其是对于痉挛及充血的骨盆部位，可起到松弛肌肉的作用。

（4）饮食上要忌食寒冷之物、辛辣之品。

（5）保持饮食均衡：少吃过甜或咸的食物，因为它们会使你胀气并且行动迟缓，应多吃蔬菜、水果、鸡肉、鱼肉，并尽量多餐，经期少食含咖啡因的食物，因咖啡、茶、巧克力中所含的咖啡因，会使你神经紧张，可能促成月经期间的不适，咖啡所含的油脂也刺激小肠。

（6）服用维生素、补充矿物质：每天摄取适量的维生素及矿物质之后，很少发生痛经。钙、钾及镁矿物质，也是能帮助缓解痛经，不妨在月经前及月经期间，增加钙及镁的摄取量。

（7）多数原发性痛经妇女在婚后或分娩后痛经也逐渐减轻或消失。

（四）多囊卵巢综合征

多囊卵巢综合征多发生于20～40岁的妇女，是育龄女性最常见的妇科内分泌紊乱性疾病之一，是由于月经调节失常所产生的一种综合征。患者常会出现月经稀少、闭经、多毛、肥胖、面部痤疮或无法自然怀孕。

1.为什么会发生多囊卵巢综合征

确切原因还不清楚，除与内分泌失调及与某些酶系统的功能缺陷有关外，多囊卵巢综合征最显著的特征是无排卵。由于没有排卵，所以卵巢只分泌雌激素和雄激素，而不分泌孕激素，刺激卵巢增大而呈多囊性改变。

2.多囊卵巢综合征有什么表现

（1）月经失调：月经稀发或过少以致发生闭经者约占60%；还可

出现无排卵月经、月经过多、过频或功能性子宫出血。

(2) 因为多囊卵巢综合征患者不能排卵，所以不孕是最常见的表现。

(3) 体内雄激素高，可使她们出现雄激素过多的男性化表现，包括体毛重、长胡须、痤疮多、肥胖等，这些情况可能会对妇女的外貌造成不良影响。

(4) 近年还发现许多多囊卵巢综合征患者有高胰岛素血症，高胰岛素血症患者容易出现糖尿病及心脑血管疾病，因此，多囊卵巢综合征也是糖尿病及心脑血管疾病的高危因素。

(5) 双侧卵巢增大并呈多囊性改变:只有少数病人可通过妇科检查发现双侧卵巢比正常稍有增大，大多数病人增大的卵巢多为B超检查时发现。

3.如何诊断多囊卵巢综合征

医生会建议你做血液的内分泌检查、B超检查、基础体温测定、空腹胰岛素或腹腔镜等辅助检查，以了解卵巢及卵巢激素的分泌情况。

(1) 激素测定：促黄体生成素（LH）与促卵泡生成激素（FSH）的比值≥3，有诊断意义， 雌二醇水平和孕激素水平偏低而雄激素水平往往增高，有少数的病人催乳素也增高。

(2) 胰岛素过多，高于生理水平。

(3) B超见双侧卵巢可有增大，并且内有多个囊性卵泡。

(4) 腹腔镜检查：可出现卵巢包膜增厚、卵巢增大并在包膜下有多个卵泡散在等异常表现。

4.得了多囊卵巢综合征该怎么办

多囊卵巢综合征是由下丘脑－垂体－卵巢轴功能紊乱引起的，不属于器质性疾病。因此，在一般情况下不需要手术治疗，而对于非手术效果不佳者可采取卵巢楔形切除术或腹腔镜手术治疗。

由于确切的病因不十分清楚，在治疗上根据不同的病情因人而异。

在多囊卵巢综合征的患者中有50%～70%表现为肥胖症，减轻体重不仅可以使血脂水平、胰岛素和雄激素水平降低，而且可使许多患者恢复排卵。

如果子宫内膜长期受雌激素的作用而无孕激素的作用，就会发生子宫内膜增生过长和子宫内膜癌。人工周期疗法是一种简单和相对较安全的方法。

对于想要生育的妇女，还要进行诱发排卵的治疗，经过促排卵治疗后，可使多数患者恢复排卵功能。

5.健康行为指导

（1）肥胖的妇女应加强锻炼，减轻体重。

（2）合理膳食，饮食中应限制高糖、高脂肪的摄人。

（3）要在医师指导下规则、周期用药。

（五）经前期紧张综合征

1.为什么会出现经前期紧张综合征

有专家认为，主要是精神因素导致内分泌紊乱，卵巢功能失调，雌孕激素比例失调，又导致电解质的平衡紊乱，钠与水潴留而出现的一系列症状。

2.经前期紧张综合征有什么表现

周期性发作，一般在月经前 7～14 天出现，主要为烦躁不安、激动易怒、失眠、头痛、乳房胀痛、腹胀、腹泻、浮肿等。月经来潮后，症状消失。多发于青年女性，常有这些症状中的一种或数种，症状严重者可影响到生活和工作。

3.如何诊断经前期紧张综合征

首先要与乳房肿瘤、精神疾病和内外科疾病相鉴别，根据精神症状、水钠潴留症状及周期性发作的特点做出正确的诊断。

4.出现经前期紧张综合征该怎么办

症状轻微者可以进行自我调节，如平时避免精神紧张、减慢生活节奏、经前期减少食盐的摄入量等；较严重时应到医院接受检查，在医生指导下进行治疗。常见治疗方法：

(1) 对症治疗：如可使用利尿剂纠正水盐潴留和浮肿；口服安定类镇静剂以控制精神症状，还可服用一些复合维生素 B、维生素 B_6 类的药物等。

(2) 激素治疗：本病与体内雌激素相对过多有关，所以可在医生的指导下选用激素治疗。

(3) 按照中医辨证法给予中医中药对症治疗。

5.健康行为指导

(1) 保持心情舒畅，避免精神紧张和过度忧伤。

(2) 了解女性生理及解剖知识，正确对待月经生理现象。

(3) 经前注意劳逸结合，合理安排生活、工作和学习。

(4) 经前期少盐饮食，补充足够的维生素和矿物质，可能有减轻症状的作用。

(5) 注意参加体育锻炼和适当的劳动，促进发育，增强体质，提高对疾病的抵抗力。

(六) 子宫内膜异位症

子宫内膜异位症的发生率近年明显提高，是目前常见妇科疾病之一。

1.什么是子宫内膜异位症

如果是本应生长在子宫腔的内膜组织，而在子宫外或其他身体器官生长时，就发生了子宫内膜异位。异位的子宫内膜可出现在身体的不同部位，但绝大多数异位在盆腔脏器和黏膜，其中以侵犯卵巢者最常见，约占 80%，其他部位如宫颈、阴道、外阴、脐部、鼻部、分娩后的会阴切口、腹部刀口旁也可见到。若生长在子宫肌层称为子宫腺肌症；若生长在卵巢则可形成我们常说的卵巢巧克力囊肿。子宫内膜异位症为良性病变，不会癌变，但却具有类似恶性肿瘤远处转移和种植生长能力。此病多见于生育年龄妇女，以 30 ~ 50 岁妇女居多，也见于未生育过的女性，约有半数患者合并有子宫肌瘤。到绝经后异位内膜组织可逐渐萎缩吸收。患者常有不孕，一旦妊娠或使用性激素抑制卵巢功能，可暂时阻止此病的发展。

2.子宫内膜异位症的发生与哪些因素有关

病因尚未完全明了，可能与下列因素有关：

(1) 慢性炎症、卵巢分泌激素的刺激。

(2) 先天性宫颈狭窄或阴道闭锁等经血潴留。

(3) 各种进入宫腔的手术，如剖宫取胎术后、分娩后的会阴切口均可导致子宫内膜异位种植。

(4) 机体免疫功能异常。

(5) 遗传因素。

3.子宫内膜异位症有什么表现

因人而异，可因病变部位不同而出现不同的症状，大约有 20%的患者无明显不适。

(1) 痛经：痛经为一常见而突出的症状。患者常常因为每月的痛经而不堪忍受，并且痛经的程度逐年加重；常于月经来潮前 1～2 日开始，经期第一日最剧，以后逐渐减轻直至月经干净后缓解。疼痛程度与病灶大小并不一定成正比，如较大的卵巢子宫内膜异位囊肿可能疼痛较轻，而散在的盆腔腹膜上的小结节病灶反而导致剧烈痛经；疼痛多位于下腹部及腰骶部，可向阴道、会阴、肛门或大腿部放射。有时有性交痛，月经来潮前更为明显。子宫腺肌病同样可以出现痛经的症状，但疼痛程度更加剧烈，可与子宫内膜异位症合并存在。

(2) 月经失调：月经过多或经期延长，少数出现经前点滴出血。

(3) 不孕：婚后持久不孕率可高达 40%，一方面可能因盆腔内器官和组织广泛粘连使输卵管蠕动减弱，以致影响卵子的排出、摄取和受精卵的运行，另一方面，子宫内膜异位症患者还可能与激素分泌功能异常、自身免疫有关。

(4) 其他症状：身体其他部位内膜异位种植和生长时，均可在病变部位出现周期性疼痛、出血或肿块的增大。如腹壁瘢痕中的子宫内膜异位病灶，在月经期可扪到剧痛的包块，月经干净后疼痛缓解。随着时间的延长，包块逐渐增大。

(5) 妇科检查：子宫呈不同程度的增大，质地硬，经期压痛尤为明显，往往与周围组织发生粘连使子宫后倾固定。可在子宫一侧或双侧附件处触及与子宫相连的不活动囊性偏实性包块，并有触痛。宫颈及阴道的子宫内膜异位症，检查时可有触痛性结节，于月经前可有局部点滴出血。

4. 如何诊断子宫内膜异位症

凡育龄妇女有继发性痛经进行性加重和不孕史，结合盆腔检查可做出初步诊断，常需配合 B 超、血 CA125 检测、腹腔镜检查进一步确定。

(1) B 超检查：可确定卵巢子宫内膜异位囊肿的位置、大小和形状，偶尔能发现盆腔检查时未能触及的包块。

(2) 血 CA125 测定：子宫内膜异位症患者的血清卵巢癌相关抗原 CA125 值可升高，其值的变化还可用以监测该病的疗效。

(3) 腹腔镜检查：是目前诊断子宫内膜异位症的最佳方法，特别是对盆腔检查和 B 超检查均无阳性发现的不育或腹痛患者更是唯一手段，往往在腹腔镜下对可疑病变进行活检即可确诊是否为子宫内膜异位症。

5. 得了子宫内膜异位症该怎么治

医生会根据临床症状、病变部位及范围、患者年龄、生育要求等酌情决定。可选择保守性治疗和手术治疗。一般对于年轻患者多考虑非手术疗法。

(1) 对症治疗：适用于症状轻微者。可给予止痛剂如口服芬必得、消炎痛片，或服用中药活血化淤、消炎止痛制剂等以缓解症状，观察病情进展。对于年轻暂无生育要求的患者可在短期内口服短效避孕药以减轻症状；对于希望生育的患者，应做有关不育的各种检查及治疗，如输卵管通液或子宫输卵管碘油造影、腹腔镜检查，以解除粘连、消除炎症，促使尽早受孕。

(2) 激素治疗：其目的是抑制雌激素合成，使异位的子宫内膜萎缩或切断性腺轴的刺激和改变出血周期，如假孕疗法就是人为使用某种药物造成类似妊娠的人工闭经，以使子宫内膜萎缩达到治疗目的。目前常用的药物有孕三烯酮和达那唑，用药周期一般为3~6个月。由于此类药物对肝脏有一定损害，故应在医生指导下用药并定期检查肝功能。一般在停药后4~6周月经可自行恢复，治疗后可提高受孕率。

对于年龄较大接近绝经的患者可用雄激素治疗，如甲基睾丸素、丙酸睾丸酮等，但是不宜过久使用。

(3) 对于非手术疗法无效、痛经重者或卵巢内膜异位囊肿直径>6厘米者可考虑施行手术治疗，一般在术后根据情况继续应用上述药物3~6个月以控制散在的病灶。

6.健康行为指导

(1) 尽早治疗某些可能引起经血潴留或引流不畅的疾病，如先天性生殖道畸形(处女膜无孔、阴道闭锁等)和后天性生殖道疾患(如宫颈粘连、子宫极度后屈等)，以防止经血逆流。

(2) 经期避免性生活且尽量不做盆腔检查。

(3) 宫颈、输卵管通畅及整形等手术均应在月经干净后3~7天内进行，以避免因手术操作所引起的子宫内膜异位症。

(4) 口服避孕药或使用某些带药宫内节育器可能对预防本病发生或减轻症状有效。

(5) 计划生育，尽量减少人工流产术的次数。

六、女性生殖器官损伤性疾病

（一）子宫脱垂

子宫脱垂的发生是由于支持子宫正常位置的组织发生损伤或松弛，而使子宫从正常位置沿阴道下移所致。轻者子宫仍位于阴道内，重者子宫完全脱出于阴道(图 11)，同时阴道前壁或后壁可伴有不同程度的脱出。

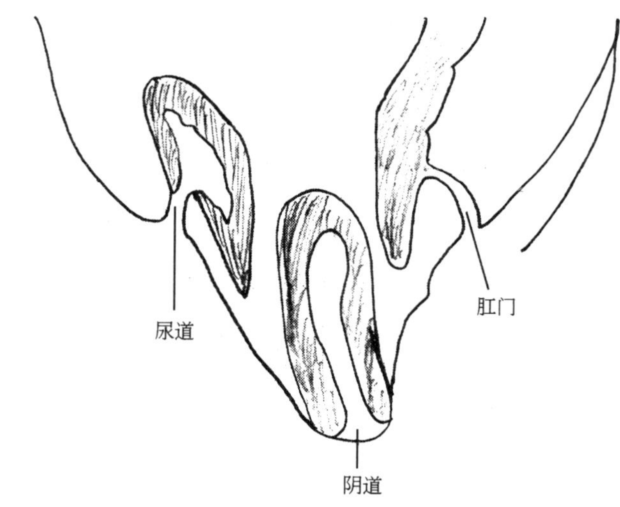

图 11　子宫脱垂

1.为什么会发生子宫脱垂

子宫脱垂多发生于已婚已产妇女。因为分娩损伤了子宫支持组织、盆腔内筋膜及提肛肌后为发生本病的主要原因，如难产或产妇在产后过早从事体力劳动、产后营养不良使损伤的盆底组织不能得到很好的修复而松弛、薄弱，失去支持功能；或有慢性咳嗽、腹泻、便秘、经常超重负荷等增加腹压的情况下，也易发生子宫脱垂。另外，还多见于绝经期后妇女，因卵巢功能减退，雌激素减少或缺乏，造成子宫支持组织萎缩，肌张力缺乏所致。少数还与先天发育异常或体力衰弱、重体力劳动有关。

2.子宫脱垂有什么表现

子宫脱垂分为轻、中、重度。其症状的轻重视子宫脱垂的程度及伴发周围脏器的膨出情况而定。通常轻度脱垂可无症状或症状较轻，自觉阴道内有脱出块物，在久站、久蹲或大便用力后增大，经平卧休息后可自行回纳，重度脱垂则症状显著，脱出的宫颈不能自行回缩，可发生溃疡、糜烂、水肿，以及排尿困难、大便困难，活动不便。在长时间站立、行走、劳动等情况下，自觉腰背部酸痛，外阴、阴道下坠感；阴道分泌物增加，或因子宫颈、阴道黏膜受到摩擦发生溃疡而有少量阴道出血、并发感染时可使分泌物呈脓性。

3.如何诊断子宫脱垂

妇科检查时可见到阴道内有块状物脱出，尤其在憋气用腹压时加重，医生会根据脱出情况将子宫脱垂从轻到重分为Ⅰ、Ⅱ、Ⅲ度，轻者在阴道口内可以见到下移的宫颈或球状膨大的阴道壁；严重者可见宫颈宫体全部脱出于阴道口外，并同时伴有阴道前后壁的膨出，脱出的子宫可握于检查者手中，脱出部分可以见到糜烂、溃疡、上皮增厚及黏膜角化。诊断时医生还要与子宫黏膜下肌瘤、子宫颈肥大、阴道壁囊肿及阴部肿瘤进行鉴别。

4.出现子宫脱垂该怎么办

凡脱垂程度轻、无明显并发症、要求保留生育功能者或年老体弱者，首先考虑非手术治疗，可采取休息、营养、药物、针灸、提肛肌训练、子宫托等综合措施。如脱出部分出现红肿疼痛，破溃流黄水或有血性分泌物，可用药物坐浴；中、重度子宫脱垂，保守治疗无效者可行手术治疗，经阴道子宫切除加阴道前后壁修补为主，另外可配合中医中药、增加营养等支持治疗。

5.健康行为指导

(1) 加强孕期保健，纠正贫血，增加营养，及时发现、纠正异常胎位，预防发生滞产、难产。孕期劳动保护也很重要，尤其是妊娠晚期、体质弱、有妊娠合并症者宜适当休息，避免不适当的体力劳动。

(2) 产后注意保健，使“产伤”尽快恢复；产后不要经常仰卧，宜取侧卧位，可防止子宫向后倾；不要过早进行体力劳动，注意休息、营养。不要使腹压增高，如长蹲、长站；提倡产后体操，做腹肌及提肛肌运动，促进盆底组织的恢复。

(3) 加强妇女劳动保护。

(4) 节制房事。

(5) 体重超重，应节食，多食高纤维食品，使排便容易。

(6) 更年期及老年期妇女在保健方面应注意以下几点：注意劳逸结合，避免过度疲劳，同时要保持心情舒畅，减少精神负担。积极治疗腹压增加的疾病，如慢性的咳嗽、便秘等。

(7) 注意营养，多食补气、补肾的食品，如鸡、山药、莲子、大枣等。保持体力，适当锻炼身体和坚持提肛肌锻炼，以防止盆底组织过早松弛。每天做 20 分钟的收缩和放松盆腔底肌肉运动，强化盆底肌肉。

(8) 适当补充雌激素对老年妇女的身心健康和预防生殖器脱垂有一定的积极作用。

（二）压力性尿失禁

尿失禁是指尿液失去控制而不由自主地流出来。有许多女性一到中年就有这样的经历，在打喷嚏、咳嗽、大笑时即有尿液不自主地流出而弄湿裤子，更不敢跑步或运动，严重者从卧位坐起时即可发生，以致每次外出或在公共场合均小心翼翼或需用尿垫，从而严重影响患者的自信心和社交活动，增加了患者的精神压力，并且还可造成外阴部皮肤红肿、痒痛、溃烂，更易诱发泌尿系统感染，但患者往往羞于启口和就医或不知是病而延误就诊和治疗，以致病情逐渐加重，其实这种情况在医学上被称为压力性尿失禁。

1.为什么会发生压力性尿失禁

尿失禁是妇女的常见病、多发病，虽然不致命，但严重影响患者的生活质量。此病主要是因“年纪大”或“多产妇”引起盆底肌肉、筋膜组织的松弛及膀胱尿道交界处的下降所致，尤其是进入更年期的妇女，体内雌激素大量减少，因而造成尿道黏膜萎缩，使得尿道的阻力下降，结果加重了压力性尿失禁的程度。

2.压力性尿失禁需做哪些检查

因压力性尿失禁为多种疾病所致，医生会根据每位患者典型的临床症状，结合常规检查方法如尿道抬举试验等做出初步诊断。为判断尿失禁的类型及病变程度，会依据具体病情选择相应的检查手段，如膀胱镜检查、造影检查、神经系统检查、压力性尿失禁诱发试验、尿垫试验、尿流动力学检查等。

3.出现压力性尿失禁该怎么办

尿失禁既是可以预防的，也是完全能够被控制或治愈的。偶然发生的尿液少量不经意漏出，对生活和工作均无明显影响，并不需要就诊和治疗。但是 如果在咳嗽等轻微腹压增加因素作用下，即可出现尿液漏出，并经常使内裤浸湿，影响日常生活，则应及时诊治。治疗方法依照压力性尿失禁的严重程度而定，程度轻微者可先以药物或物理治疗，程度严重者则必须接受手术治疗。各种治疗方法如下。

(1) 盆底肌锻炼：大多数压力性尿失禁病人都可以在医生的指导下通过会阴收缩运动（凯格尔运动）而使疾病得到良好的控制，此运动是通过加强盆底肌肉和尿道括约肌的力量来增加控尿能力，但起效慢，一般要经过 6～12 周有规律的锻炼，因此患者需持之以恒。

(2) 药物治疗：对老年妇女可以使用雌激素，以加强尿道黏膜的厚度和弹性，有助于控制排尿，此外，还可以服用增加尿道括约肌收缩能力的药物以快速改善症状。

(3) 病情严重或药物治疗无效的患者，则应在医生的建议下进行相应的手术治疗如经阴道无张力吊带置放术（IVS），该手术创伤小，手术时间短（约 30 分钟）、疗效佳，为治疗压力性尿失禁的首选方法。

(4) 另外，还有电刺激治疗及生物反馈治疗以加强盆底肌肉的强度和盆底肌康复。

4.健康行为指导

(1) 做好产前、产期及产后保健，加强营养，纠正贫血。

(2) 预防难产、滞产及避免手术对盆底组织、膀胱颈及尿道的损伤。

(3) 积极治疗慢性病及老年性疾病，增强体质。

(4) 平时可通过运动锻炼来加强肛提肌张力。方法：做收缩肛门动作，每次收缩后至少维持 5 秒钟再放松，如此反复做 15 分钟左右，只要坚持经常做，会收到好的效果。

PART 3

性传播性疾病Q&A

通过以性行为传播方式而感染的一组疾病统称为性传播性疾病(STD)。过去只将梅毒、淋病、软下疳、性病性淋巴肉芽肿和腹股沟肉芽肿列入性病范畴,称为经典性病。20 世纪 70 年代开始,随着性接触传播疾病日益增多和医学科学的发展,性病的概念也有所扩大,性病的范围不仅限于上述 5 种传统的性病,世界卫生组织把能通过各种性接触而传播的疾病统称为性传播疾病。到目前为止,性传播疾病除传统的 5 种性病外,还包括艾滋病、非淋菌性尿道炎、尖锐湿疣、生殖器疱疹、阴虱病等 20 余种。

一、梅　毒

梅毒是由梅毒螺旋体引起的慢性全身性传染病，多数由性交传染，早期主要表现为皮肤黏膜损害，晚期能侵犯心血管、神经系统等重要脏器。梅毒的孕妇还可通过胎盘将病原体传给胎儿，造成早产、死胎或娩出先天梅毒儿。

1.梅毒的传染源和感染途径是什么

传染源是梅毒患者。最主要的传播途径是性接触，主要通过性交由破损处传染。患早期梅毒的孕妇可通过胎盘传给胎儿。此外，少数人可以通过输血、接吻、哺乳及接触污染了梅毒的衣物等被感染。

2.得了梅毒有什么表现

梅毒是一种慢性传染病，其症状表现多种多样，根据临床特点及感染的时间可分为一、二、三期及潜伏梅毒。一、二期梅毒又叫早期梅毒，一般感染期在2年之内；超过2年叫晚期梅毒。有感染史，没有临床表现，梅毒血清反应阳性，称为潜伏梅毒。早期梅毒具有传染性，晚期梅毒传染性很弱或无传染性。

一期梅毒（硬下疳）：平均潜伏期为3周，然后发病，于外阴、大小阴唇、宫颈或生殖器以外如肛门、口腔黏膜、舌等部位可见到硬而无痛性的溃疡，并有少量的分泌物，双侧腹股沟淋巴结肿大。

二期梅毒（皮疹期）：硬下疳消退后6～8周出现皮疹，好发于躯干及四肢，皮疹多呈斑丘疹或滤泡疹。发疹前可有低热、头痛等全身不适。不经治疗可自然消退。

三期梅毒（晚期）：树胶肿是此期梅毒的典型损害，多见于皮肤黏膜，也可发生于骨骼、心脏、神经系统等，可造成器官的损害，甚至致残或危及生命。

3.如何诊断梅毒

根据性接触史、性伴侣情况及对皮肤黏膜细致的检查，尤其是外阴、肛门、口腔的检查，并结合实验室检查（梅毒血清实验、分泌物或穿刺液的暗视野显微镜检查），进行全面分析后即可诊断。

4.得了梅毒该怎么治

梅毒的治疗要早、剂量要足、疗程必须规则，性伴侣也应同时治疗，并且一定要遵守医嘱定期复查。

至今为止，目前用于治疗梅毒最好的药物是青霉素，其次是四环素和红霉素。所以，除了对青霉素过敏的患者外，都应首选青霉素治疗。有资料证实：早期梅毒经正规青霉素治疗后，可使血清反应在一年左右转阴。

对于患有心血管梅毒、神经梅毒者应住院治疗。

随访：一般应随访2～3年，第一年每3个月复查一次，以后每半年复查一次。早期梅毒经充分规则治疗后大多数可痊愈，晚期梅毒只能控制病情发展，延长生命。

5.健康行为指导

（1）宣传教育，提倡性道德，洁身自爱。

(2) 患病后要积极治疗，同时性伴侣也应治疗。与早期梅毒患者有过性接触的性伴侣及时接受检查和治疗，可有效地控制可能出现的感染。

(3) 在治疗期间禁止性交。

(4) 有其他性传播疾病或发现有不明原因的皮疹时，最好做一次梅毒血清学检查。

二、淋　病

淋病是由淋病双球菌引起的一种泌尿生殖系统的化脓性炎性疾病。在性传播疾病中，淋病的发病率最高，在世界广泛流行，在我国性传播疾病中占前位。妇女患者多数为无症状的带菌者或症状轻微。

1.淋病是怎么传染的

淋病是通过淋病患者传染的，其中无症状淋病患者最危险。主要通过性交传染，也可以通过被患者分泌物污染的衣服、被单、毛巾、浴盆、马桶等间接传染，新生儿可经母亲产道引起淋球菌性结膜炎。

2.患了淋病有什么表现

淋病的潜伏期短，一般仅3～5天，感染后发病很快。淋病可发生于任何年龄，多在20～39岁。由于女性生理解剖的特点，主要侵犯宫颈和尿道，引起宫颈炎、尿道炎，在临床上可分为无合并症与有合并症的淋病；因60%女性淋病在感染后可无明显症状或症状轻微，故急性与慢性不易区分。

女性无合并症淋病可分为：

（1）淋菌性宫颈炎：自觉外阴瘙痒，阴道内微痛和烧灼感，阴道口有明显的黄绿色脓性分泌物排出，少数病人有发热、腹痛现象，妇科检查可以见到宫颈口红肿或糜烂。

（2）淋菌性尿道炎：尿道口红肿，有尿频、尿急、尿痛、尿血，尿道口有脓性分泌物。

(3) 淋菌性前庭大腺炎：腺体开口处红肿、疼痛，严重时形成脓肿。

急性淋病未经治疗或治疗不彻底可形成慢性，可反复发作引起上述器官的炎症。可有下腹坠痛、发胀、腰痛、白带增多等。

女性有合并症性淋病多发生于年轻、生育年龄妇女，发病3~4周后主要合并症为淋菌性盆腔炎、输卵管炎、子宫内膜炎。表现为月经量多、经期延长，高热、头痛、寒战，下腹疼痛、腹膜炎等，也可由于炎症引起输卵管狭窄或阻塞导致不孕症或宫外孕。

其他部位淋病：淋菌性结膜炎、咽炎、直肠炎等。

3. 如何诊断淋病

主要根据病史、体检和实验室检查确诊。

(1) 病史：有婚外性交史或配偶有感染史，或与家庭中患有淋病的病人共用过被感染的用具。

(2) 体检：主要根据检查各种淋病的体征和症状，如尿道口有脓性分泌物等。

(3) 分泌物检查：①女性宫颈分泌物涂片，此法对单纯性淋病且脓性分泌物较多的患者具有诊断意义，但对于无症状或症状轻微及慢性淋病患者仅有50%~60%呈阳性，因此应做培养。②淋球菌培养对诊断有很重要的意义，对症状很轻或无症状的患者都是敏感的。③应注意同时有无衣原体、支原体及其他性病病原体感染。

4. 得了淋病该怎么治

淋病的治疗应在医生的指导下，早期、及时、足量、规范用药；夫妇或性伴侣应同时治疗；治疗期间禁止性生活；生活有规律，适当休息，不可劳累过度，禁饮酒及刺激性食物。

常用治疗药物有头孢曲松、壮观霉素、环丙沙星、氧氟沙星等，要根据患者具体情况选用，同时进行阴道上药。

5.淋病怎样才算治好了

治疗结束后2周内，在无性接触史情况下符合如下标准为治愈：①症状和体征全部消失；②在治疗结束后3～7日复查宫颈涂片或细菌培养，如阴性，3个月后复查，再次阴性即为治愈。

6.健康行为指导

（1）避免不洁性交，注意个人卫生，不与病人共用浴巾、浴盆、马桶等。

（2）患病期间避免性生活。

（3）淋病患者应注意与小儿分开睡觉，避免传染。

（4）戴避孕套性交可预防无症状带菌者的传染。

三、非淋菌性尿道（宫颈）炎

由于女性在患非淋菌性尿道炎时常伴有子宫颈炎等生殖道的炎症,所以称为非淋菌性尿道（宫颈）炎，也叫非特异性尿道(宫颈)炎、非特异性生殖道感染。本病属于性接触传染，所以也称为性传播疾病。近年来，非淋菌性尿道（宫颈）炎的发病人数逐渐增加，在许多地区已占性病的首位。

1.非淋菌性尿道（宫颈）炎是由什么引起的

在非淋菌性尿道(宫颈）炎患者中，30%～40%是由支原体引起，其中常见的支原体有解脲支原体和人型支原体，约40%～50%由沙眼衣原体感染引起。其他如疱疹病毒、阴道毛滴虫、念珠菌等也可引起。多数有不洁性交史或配偶是性病患者。

2.得了非淋菌性尿道（宫颈）炎有什么表现

潜伏期一般在7～21天，有的虽然无任何症状或临床表现不明显，但在性交时可传染给性伴侣；临床检查有尿道红肿，挤压时可有少量黏液或脓性分泌物。病人在排尿时有尿道刺痒、尿急、尿频、尿痛等尿道炎症状，或仅有尿频、排尿不畅或白带增多和异常的阴道出血（如性交后出血）、阴道瘙痒；炎症可向深处入侵，可感染子宫颈，子宫颈有充血、水肿、触之易出血、黄色黏液脓性分泌物增多及下腹部不适等，有的还可发生子宫内膜炎、输卵管炎及盆腔炎，若反复发作，可致输卵管阻塞而出现不孕或宫外孕；孕期可致流产、早产，宫内、产道和产褥期感染，约半数新生儿发生眼部感染。

3.如何诊断非淋菌性尿道（宫颈）炎

一般在排除了滴虫、霉菌、疱疹病毒引起的阴道感染之后，或经抗生素治疗炎症仍不能消除时，应做尿道分泌物或阴道分泌物直接涂片检查及细菌培养检查是否有沙眼衣原体或解脲支原体等感染；除非合并有淋球菌感染，一般不能查到淋球菌。

4.得了非淋菌性尿道（宫颈）炎该怎么治

治疗非淋菌性尿道（宫颈）炎应早期、及时、足量、规则治疗，性伴侣也应同时治疗；健康人支原体、衣原体携带者，有症状者必须治疗，无症状者因具有传染性也应治疗。常用药物主要是广谱抗生素，如多西环素、阿奇霉素、美满霉素、红霉素等多种，但用青霉素治疗是无效的。医生会根据患者具体情况选用药物。治疗后患者自觉症状消失，尿道口、阴道无异常分泌物，病原体检测阴性即可认为痊愈。

5.健康行为指导

（1）加强防治性病的宣传教育。

（2）加强对患者的管理，为防止间接传染，应严格分开使用毛巾、脸盆、床单等物品；对可能的污染物应进行消毒。

（3）性伴侣应同时进行检查和彻底治疗；并在治疗期间禁止性生活。

（4）治疗期间规则、足量用药，以防复发或治疗不彻底。

（5）治疗结束后一周应进行复查，直至自觉症状消失，分泌物培养及尿检阴性。

四、尖锐湿疣

1.尖锐湿疣是怎么得上的

尖锐湿疣是由人乳头瘤病毒（HPV）引起的性传播疾病，近年来发病率明显增多，是性传播疾病中最常见的疾病之一。HPV易在潮湿温热环境下生存繁殖，故生殖器是最易受侵的部位。该病60%由性接触传播，间接传播也不容忽视，母婴可垂直传播。目前，许多研究表明本病与人体的免疫抑制或免疫缺陷有关。因与某些生殖器癌密切相关，所以发病后应积极去医院检查治疗，千万不可讳疾忌医。

2.得了尖锐湿疣有什么表现

本病多见于性活跃期的中青年女性，有非婚性接触史或配偶感染史，但也有少数为间接感染。尖锐湿疣可以分为临床型、亚临床型和潜伏感染。在症状上表现多种多样：初期可表现为小的毛刺样突起，可逐渐增大或相互融合后呈乳头状、鸡冠状、菜花状高起的赘生物，偶可见到乳头瘤样增殖的巨大型尖锐湿疣；好发部位以大小阴唇、阴道口为最多，但宫颈、肛门周围皮肤也可见到，偶见口腔、乳房等处。潜伏期长短不一，一般为2周～8个月，平均3个月。阴道或宫颈的尖锐湿疣可引起白带增多、外阴瘙痒、性交时外阴灼痛等，约70%的患者无自觉症状。

3.如何诊断尖锐湿疣

根据不洁性交史或接触史和在生殖器、会阴、肛门等部位检查发现如乳头状、菜花状、鸡冠状增生物，可做出初步诊断，但是由于女性假性湿疣、生殖器丘疹病、扁平湿疣等易与之混淆，如果用3%～5%的醋酸液涂病损处，3～5分钟呈灰白色（即醋酸白试验阳性），有条件时可在皮损处做组织病理学检查，找到有HPV感染的特征性细胞即可明确诊断。

4.得了尖锐湿疣该怎么治

目前治疗尖锐湿疣的方法较多，主要是以外治为主，内治为辅。因目前的治疗大都是除去外生性疣，改善症状，而不是根除人乳头瘤病毒，故有程度不等的复发率。

（1）药物治疗：局部涂布腐蚀剂以破坏疣体。如0.5%鬼臼毒素酊、50%三氯醋酸溶液、1%～5%酞丁胺软膏等。

（2）物理治疗：采用CO_2激光治疗、冷冻治疗、电灼治疗、微波治疗。

（3）手术治疗：用于单发或巨大尖锐湿疣。

（4）孕妇患尖锐湿疣时可选用50%三氯醋酸溶液外用，激光治疗、冷冻治疗或外科手术治疗。

（5）内治疗法：尖锐湿疣一般不需要内治。但是有些患者存在着一定程度的免疫缺陷，应用干扰素、抗病毒等药物治疗后可以提高机体的免疫力并降低其复发率。

5.健康行为指导

（1）治疗期间应停止性生活，治愈后定期复查并注意性卫生，以保持清洁和干燥，减少复发。

(2) 如果是夫妻双方患病，一定要注意同时进行彻底治疗。

(3) 因易并发宫颈上皮肿瘤，应做宫颈细胞学检查。

(4) 外阴部出现不明原因的疣状新生物时，应及时到医院检查治疗。

(5) 患者洁身自好，杜绝性乱，避免再度感染。

(6) 增强抵抗力，患者应解除思想顾虑，注意劳逸结合，饮食起居，以保持身心健康。

五、阴虱病

阴虱病是由寄生于人体阴毛根部的虱子叮咬所引起的瘙痒性皮肤病。由于我国流动人口的增加，发病有增多的趋势，是目前较常见的性传播性疾病之一。

1.为什么会得阴虱病

阴虱病多发生于性旺盛的青壮年，它主要通过性接触传染，配偶或性伴侣常同时患病，也有个别患者由于生活条件所限，住房拥挤，卫生条件差，与患有阴虱病的患者同床共寝或接触被阴虱污染的内裤、毛巾、床单、马桶等物品而被间接传染。

2.阴虱病有什么特点

阴虱主要寄生于阴毛生长部位。阴部局部瘙痒，夜间尤甚，以阴毛浓密处为重，皮肤上有丘疹、血痂或小的青斑。搔抓后可引起表皮剥蚀，出现湿疹、毛囊炎、脓泡疮等。患者常因阴部瘙痒，阴毛上甚至内裤上可发现有小粒状物，铁锈色虱卵和针尖大小的血点而来就诊。

3.如何诊断阴虱病

根据外阴瘙痒，并在毛囊口处找到阴虱，毛干处找到铁锈色虱卵即可诊断。

4.得了阴虱病该怎么治

阴虱病的治疗除剃去阴毛并将阴毛烧掉外，以温水或肥皂水清洗局部，局部应涂擦如10%的硫黄软膏、30%百部酊等药物，并发毛囊炎、脓泡疮时可外涂百多邦等抗菌消炎类药物。

5.健康行为指导

（1）避免不洁性交，注意居住环境的卫生。

（2）治疗期间禁止性生活，性伴侣或夫妇应同时治疗，防止交叉感染。

（3）所用的内裤、被套应同时用热水烫洗消毒。

六、生殖器疱疹

对于大多数人来说，生殖器疱疹是一种陌生的疾病，但在国内的发病率正迅速上升，它是由单纯疱疹病毒（HSV）感染引起一种病毒性疾病，其中单纯疱疹病毒中的Ⅰ型和Ⅱ型可感染人类。女性的生殖器疱疹与宫颈癌关系密切。

1.生殖器疱疹是怎么得上的

以往认为，生殖器疱疹仅由Ⅱ型病毒引起，Ⅰ型病毒只会导致口唇或颜面部的疱疹（俗称“火气”）。但近年来发现，随着人们性行为方式的改变，尤其是口交行为的增多，Ⅰ型病毒引起的生殖器疱疹正在逐日上升。其主要传染途径是性接触传染，在与患有生殖器疱疹患者或无症状的带病毒者接触中有50%～60%可感染本病，少数也可通过污染的物品传染。受感染的孕妇在分娩时可将病毒直接传给新生儿。

2.患了生殖器疱疹有什么表现

生殖器疱疹的临床表现多种多样，患者常自觉肛门、生殖器部位皮肤疼痛、瘙痒、烧灼感，并马上出现成群的小水疱，疱疹很容易破损而形成点片糜烂、疼痛，亦可以是红斑、丘疹、硬结、疖肿及类似损伤的线状小溃疡等不典型表现，并可伴有尿痛、尿道炎、低热、乏力、大腿根部淋巴结肿痛、肌肉疼痛、全身不适等症状。如果孕妇感染该病，还可引起流产、早产，在分娩时传染给胎儿。

3.如何诊断生殖器疱疹

根据有不洁性交史或感染接触史，外阴部有群集的小水泡，以后糜烂及浅溃疡，自觉灼热、疼痛等，若结合实验室检查有助于做出诊断。目前，最为可靠的确诊检查是单纯疱疹病毒的分离培养和分型鉴定。

4.得了生殖器疱疹该怎么治

对部分患者来说，生殖器疱疹是一种反复发作的终身性疾病，其中Ⅰ型疱疹病毒感染者复发的机会较小。因此，在首次发病时就及时接受正规治疗的话，才有可能治愈。现在，已有多种有效的抗疱疹病毒药物投入临床，如阿昔洛韦、伐昔洛韦、泛昔洛韦等，另外还要配合局部用药，但必须在医生的指导下使用。

5.健康行为指导

生殖器疱疹是一种复发性的不可治愈的疾病，但并非指该病没有防治的方法。

（1）首要预防措施是避免不洁性交。活动性生殖器疱疹患者绝对禁止与任何人发生性关系。

（2）治疗期间禁行房事，必要时配偶亦要进行检查。

（3）对局部损害的护理，应注意保持清洁和干燥，防止继发感染。

（4）治愈后或有复发者，要注意预防感冒、受凉、劳累等诱发因素，以减少复发。

（5）病人也应节制性生活，需增强体质，切忌劳累。

（6）如果孕妇感染该病，还可引起流产、早产、死胎及病死率极高的新生儿疱疹。孕妇分娩前患病者，应施行剖腹产。

PART 4

女性健康Q&A

一、走出亚健康

1.什么叫亚健康

亚健康，对许多人而言是陌生的。但是，我们不能因为陌生而忽视“亚健康”问题。也许，您的身体正处于亚健康状态。

有人对中国整体城镇人口的亚健康状况进行了研究，得出了25～55岁的人群中有60%～70%的人处于亚健康状态的结论。据世界卫生组织一项全球性调查结果表明，全世界真正健康的人仅占5%，经医生检查、诊断出有病的人也只占20%，剩下75%的人处于亚健康状态。

世界卫生组织认为：健康是一种身体、精神和社会适应能力上的完美状态，而不只是身体无病。国际组织给健康所下的正式定义是：“健康是指生理、心理及社会适应三个方面全部良好的一种状况，而不仅仅是指没有生病或者体质健壮。”而人们通常所说的亚健康状态是指处于健康和疾病之间的一种临界状态，又叫“次健康状态”、“第三状态”、“灰色状态”，在临床上虽未达到诊断标准，但有明显的自觉症状或不适，是介于健康和疾病之间的连续过程中的一个特殊阶段，这是一种从量变到质变的准备阶段。对亚健康状态的处理如果得当可向健康转化，处理不当将直接导致严重的疾病，因此，亚健康状态已被视为人类健康的新杀手，治疗亚健康的关键在于早发现、早诊断、早治疗。

2.亚健康状态是怎么引起的

亚健康的病因是多方面的。人类社会进入21世纪后，虽然物质生活和工作环境都有了极大的改善，但是由于现代社会生活节奏的加快，人们都处于超负荷的运作状态，面对的压力越来越大，不同层次的人群都有不同感受，尤其表现在受教育程度高的人群，如学习的压力、工作的压力、生活的压力，特别是比较重大的压力事件（婚姻、人际、丧偶等困惑）不断地作用于我们，缠绕着我们，久而久之，（一般超过三个月至半年）我们的心理状态就会出现变化，行为就有可能出现偏差，出现身体不适、情绪不佳、心理不安，即亚健康状态。另外还有不良的生活方式、环境污染等。

3.亚健康状态有什么表现

亚健康状态的主要症状表现为机体疲乏、力不从心、休息后难以恢复体能、头昏脑胀、睡眠障碍、消化不良、食欲不振、腹部饱满、体重减轻、失眠多梦、心悸憋气、耳鸣耳背、掌腋多汗、口燥舌干、情绪低落、懒于交往、精神紧张、记忆闭塞、心情烦闷、恐惧、脾气急躁、性格孤僻，甚至表现为工作、学习效率降低、反应能力减退、适应能力减退、人际关系紧张、家庭关系不和谐、不能较好地承担相应的社会角色、难以进行正常的社会交往等一系列不良状态。

4.如何才能测出自己是否处于亚健康状态

通过以下自我检测[①]，就可以了解自己是不是处于亚健康状态或是

① 摘自http://www.cityclassic.com健康之星·亚健康状态的自测

处于亚健康什么状态。如果你总分超过30分，就表明健康已敲响警钟；如果总分超过50分，就需要好好反思你的生活状态，加强锻炼和营养搭配；如果总分超过80分，赶紧去医院找医生。

亚健康自我测试：

(1) 早上起床时，有持续的头发丝掉落。(5分)

(2) 感到情绪有些抑郁，会对着窗外发呆。(5分)

(3) 昨天想好的某件事，今天怎么也记不起来了，而且近些天来，经常出现这种情况。(5分)

(4) 害怕走进办公室，觉得工作令人厌倦。(5分)

(5) 不想面对同事和上司，有自闭症倾向。(5分)

(6) 工作效率下降，上司已表达了对你的不满。(5分)

(7) 工作1小时后，就感到身体倦怠，胸闷气短。(10分)

(8) 工作情绪始终无法高涨。最令自己不解的是：无名的火气很大，但又没有精力发作。(5分)

(9) 一日三餐，进餐甚少，排除天气因素，即使口味非常适合自己的菜，近来也经常如嚼干蜡。(5分)

(10) 盼望早早地逃离办公室，为的是能够回家，躺在床上休息片刻。(5分)

(11) 对城市的污染、噪声非常敏感，比常人更渴望清幽、宁静的山水。(5分)

(12) 不再像以前那样热衷于朋友聚会，有种强打精神、勉强应酬的感觉。(5分)

(13) 晚上经常睡不着觉，即使睡着了，又老是在做梦的状态中，睡眠质量很糟糕。(10分)

(14) 体重有明显的下降趋势，今天早上起来，发现眼眶深陷，下巴突出。(10分)

(15) 感觉免疫力在下降，春秋流感一来，自己首当其冲。(5分)

(16) 性能力下降，妻子(或丈夫)对你表示了性要求，但你却经常感到疲惫不堪，没有什么欲望。(10分)

当然，如经济条件允许，您最好去医院亚健康诊疗中心就诊，科学地评测自己是否处于亚健康状态。

5.我是健康女性吗

有人说，做女人难。其实，要想做一个快乐而健康的女人更难。在现实生活中，女人除了要当好一个妻子、母亲、女儿之外，还要经受工作压力。尤其是进入新世纪，科学技术日新月异，思想观念不断解放，更容易受到工作压力、事业坎坷、爱情挫折和家庭不和等外界因素的影响，再加上女性本身所特有的生理内分泌周期的波动，使女性朋友更易产生压力社会病。

据北京妇幼保健院最新调查结果显示，由于女性特殊的生理心理特征，以及不良的社会生活事件，容易引起女性的紧张情绪，从而造成身心功能障碍。压力大、心情坏，妇科疾病就会上身。因此，除了社会有责任关注女性、消除不良的社会生活事件和紧张源外，在日常生活中女性更要注意培养和掌握自己的心境，改善生活态度和方式，寻找自得其乐的方法。如培养多种业余爱好，增加乐趣；广泛交友，排解工作和心理压力，解决自己所面临的问题。

关于健康女性的标准目前尚无统一而明确的认识，但是按照世界卫生组织提出的“健康是身体上、精神上和社会适应上的完好状态，而不仅仅是没有疾病和虚弱”的解释，则可以根据是否能解决生活中所面临的实际问题的能力作为标准。近年来，世界卫生组织又提出了衡量健康的10条具体标准：

(1) 有足够充沛的精力，能从容不迫地担负日常生活和繁重的工作而不感到过分紧张和疲劳。

(2) 处世乐观，态度积极，乐于承担责任，事无大小，不挑剔。

(3) 善于休息，睡眠良好。

(4) 应变能力强，能适应外界环境的各种变化。

（5）对一般感冒和传染病有一定的抵御能力。

（6）体重适当，身体匀称，站立时头、臂、臀位置协调。

（7）眼睛明亮，反应敏锐，眼睑不发炎。

（8）牙齿清洁，无缺损，不疼痛，牙龈颜色正常，无出血现象。

（9）头发有光泽，无头屑。

（10）肌肉丰满，皮肤有弹性，走路轻松。

只有健康的女性才会拥有快乐而美丽的人生。健康女性需要自己去创造，只要有了目标，有了标准，再加上努力，就一定会成功。

6.我的体重标准吗

目前最常用的测量体重的方法是计算体重指数BMI，它是以身高和体重为计算基础，是一种测量身体的体脂肪率的计算方法。

体重指数BMI=实际体重（公斤）÷身高（米）的平方

判定标准如下。

BMI值：18.5～22.9 正常体重　　23～24.9 超重　　>25 肥胖

轻度肥胖：BMI>25　　中度肥胖：BMI>30　重度肥胖：BMI>35

二、不再谈癌色变

人类的生活质量和生活方式随着社会的变迁不断发生着变化，人类的疾病谱也在发生着变化。目前，随着生活水平的提高，一些过去曾经严重危害人类健康的传染性疾病和营养不良类疾病已经逐步得到控制，而另一些与人们生活方式密切相关的疾病如心血管病和恶性肿瘤等则在增加。癌症已跃居人类死因的第二位（仅次于心血管疾病），世界上每年有500多万人被夺去生命。要解除癌症的威胁，主要靠预防，防胜于治，这是经过几十年的经验总结后形成的世界各国学者、专家的共识。

癌是凶恶的疾病，已成为21世纪人类的“第一杀手”。

1.人为什么会得肿瘤

人体发生肿瘤的原因很多，既有生存环境、生活方式等外因，又有遗传易感性、内分泌状况、心理和情绪等内因。但总的概括起来有两个方面的原因，即外源性致癌因素和内源性因素。外源性致癌因素必须在内源性因素的基础上才能起作用。这就是为什么我们同样生活在一样的环境中，接触同样的致癌因素，有人患病，而有人不患病。

外源性致癌因素包括物理性致癌因素、化学性致癌因素和生物性致癌因素等。内源性因素包括内分泌功能紊乱、神经精神因素、免疫状态和遗传因素等。

如因为职业或环境因素接触一些化学物质可导致不同部位的肿瘤。苯可致白血病；长期暴露在X线或大剂量紫外线中，可引发皮肤癌；长期食用过热的食物可致食道癌。近年来，研究证实病毒是重要的生物致癌因素。如单纯疱疹病毒Ⅰ型和Ⅱ型、人乳头瘤病毒、巨细胞病毒、衣原体都可能与宫颈癌有关；鼻咽癌与疱疹样病毒（EB病毒）感染有关；黄曲霉毒素可诱发肝癌；女性雌激素分泌过多易发生乳腺和子宫的肿瘤。

人的精神状态与肿瘤发生可能有着密切的关系。医学研究认为，人在各种刺激因子的长期作用下，可使正常的物质代谢失调，人体抗肿瘤的免疫功能减弱，容易发生肿瘤。

有一些肿瘤的发生有较明显的遗传倾向或家族聚集性，如结肠癌、乳腺癌、视网膜母细胞瘤等，这是由于遗传或遗传性疾病所具有的DNA或染色体改变，增加了对病毒、化学致癌物质或物理性致癌因素的敏感性所致。

尽管人体的内在因素是决定肿瘤是否发生的关键，但在我们的日常生活中，注意避免和消除环境中的致癌因素、保持乐观开朗的精神状态，以及定期的健康体检也是不可忽视的重要环节。

2.哪些人容易患恶性肿瘤

恶性肿瘤的发生与我们不良的生活方式和生活环境有着密切的关系。虽然许多肿瘤在发病之前和发病的早期没有明显的症状，但大多数癌发生前都有一个慢性疾病的发生和发展的过程，某一癌症往往与某种慢性疾病有特定的因果关系，如外阴色素减退性疾病、尖锐湿疣、外阴慢性溃疡与外阴癌的关系；人乳头瘤病毒、人巨细胞病毒、单纯疱疹病毒Ⅱ型感染以及长期的慢性宫颈炎、宫颈糜烂与宫颈癌的关系；多囊卵巢综合征、无排卵性功血与子宫内膜癌的关系；乳腺增生与乳腺癌的关系等。慢性疾病是癌症的成因，也是癌症的先导，如果我们对于这些慢性疾病给予高度重视，积极治疗，病变就有可能向好的方面转化或自然消退，否则就会逆转，进一步发展为癌。

另外，经调查发现，有癌症家族史的人群当中，癌症发病年龄多在40～50岁。亲子两代患癌非常多见，子代癌症患者中，76%的双亲中有一人也曾患有癌症，可能与遗传有一定关系。

因此，广大女性朋友应重视每年一次的防癌保健普查普治工作，及早发现和治疗慢性疾病，特别是在身体出现早期恶性肿瘤信号时，不应拖延，要及时去正规的医院接受检查。

3.什么叫癌前病变

大多数癌肿不是突然发生的，在发生之前需经过一个较长时期的癌变过程，少则几年，多则几十年，在医学上就把凡是有癌变倾向而不足以诊断为癌的非典型增生病变统称为癌前病变。癌前病变主要是病理形态学的概念，它们与癌症的发生有着密切的联系，是癌变前必经的病变，而本身并非恶性。癌前病变转变成癌症的几率较高，但并非所有的癌前病变都一定演变为癌。在此阶段中，很多病变可以自然消失或逆转，但向前发展成癌的可能性也不可忽视。此时患者往往无症状或仅有轻微的症状，不易引起人们的重视。

哪些疾病属于癌前病变呢？目前大多数学者认为属于乳腺癌癌前病变的主要有乳腺非典型增生、大导管乳头状瘤及乳头状瘤病、囊性增生病及腺纤维瘤等；已确定可以发展为妇科恶性肿瘤的癌前病变有子宫颈上皮非典型增生(又称上皮内瘤样病变，CIN)、子宫内膜非典型增生及腺瘤样增生、外阴白斑及外阴上皮非典型增生等。

妇科的一些常见病、多发病与癌前病变及癌症的发生有着密切的内在联系。定期开展妇女病普查，是及时发现严重危害妇女健康的常见病的一种有效手段，积极治疗和预防如宫颈慢性炎症、宫颈息肉、宫颈糜烂、病毒感染、月经不调、多囊卵巢综合征、乳腺增生、乳腺纤维瘤、大导管乳头状瘤等癌前疾病，以及非典型增生等癌前病变，是预防癌症和减少癌症发生的有效措施之一。

4.出现哪些信号，你得警惕恶性肿瘤

当身体感觉到明显的不适症状时，肿瘤往往已处在中晚期。如果能早期发现肿瘤，并及时治疗，就有可能根治疾病，或延长病人的生命。因此，尽早发现和治疗恶性肿瘤是非常重要的。

(1) 发现不痛不痒的肿块，特别是增长较快、边界不清的肿块。常发生在乳腺或外阴部。

(2) 经久不愈的溃疡。由于长期溃疡的刺激造成器官营养障碍，诱发癌症。

(3) 痣或色素痣、疣突然增大、脱毛、刺痒或疼痛，色素加深，或成放射状突然出现花斑隆起，或边缘模糊并有分泌物或周围出现卫星小结。

(4) 不明原因的阴道出血。如阴道出血多数为性交后，特别是少量点滴出血及绝经后出血，为宫颈癌、子宫肌瘤、子宫内膜癌、卵巢癌的早期警报。

(5) 阴道分泌物增多，黄稠而有臭味或有血性白带。如阴道排液增多呈水样或米泔样，并有腥臭味或恶臭，常为宫颈癌的早期表现。

(6) 不明原因的发热、乏力、体重减轻、贫血，在癌症即将发生或出现之初，由于免疫功能不同程度的紊乱，抵抗力低下所致。

5.有预防癌症的方法吗

癌瘤早期不痛不痒，不易被发现，而到了中晚期发现时往往又失去了最好的治疗时机，因此，“预防重于治疗”对于癌症尤其有着重要的意义。

癌是可以预防的，并且预防癌症的主动权就掌握在自己手里。只要我们平时在日常生活中注意避免接触致癌物质，建立良好的生活方式、

饮食习惯，患癌的可能性就会大大减少。专家们建议预防癌症可以从以下几个方面做起：

（1）普及防癌知识，增强防癌意识，了解癌前信号，学会一些自我检查癌症的方法，如乳腺的自我检查。如果能做到这一点，有约30%的癌症就可得到预防。

（2）定期进行妇女病的普查普治，积极治疗妇女病及治疗癌前病变。坚持定期体检的重要意义是可以早期发现某些癌症，使之能得到早期治疗，对于预防癌症的发生是行之有效的办法。

（3）提倡晚婚、少育，避免性伴侣过多、性交过频。北京市宫颈癌防治协会组报告显示，20岁以前结婚的患病率比21～25岁组高3倍，比26岁以后结婚者高7倍。宫颈癌的发生率随产次增多而递增。据报道，坚持母乳喂养可减少发病，产后提倡母乳喂养、哺乳期以一年左右为宜。因为哺乳可降低乳腺增生的发病率。

（4）保持良好的情绪是很重要的。中国科学院心理研究所的研究结果表明：现代生活中，工作和学习上的长期紧张、工作和家庭中人际关系的不协调、生活中的重大不幸是致癌的三个重要因素。忧郁、压抑、悲观、恐惧、丧失信心、遭受突然打击等情绪是产生癌症的诱发原因。因为精神因素与人体的免疫功能密切相关。当不良的情绪和心理作用于中枢神经系统时，可引起自主神经系统功能紊乱和内分泌失调，导致机体平衡失调，使机体抗肿瘤的免疫功能减弱，有利于肿瘤的发生和发展。因此，在生活和工作中应尽量寻找欢乐，及时疏导消极情感带来的负面影响。培养自己宽广豁达的胸怀，学会公开表达自己的情绪。

（5）改变不良的生活习惯。如不吸烟、不酗酒可降低癌症尤其是肺癌的发病率。

（6）合理饮食。多食富含纤维素、维生素及微量元素的食品，少食含致癌物质（如炸、烤、油煎肉食，含亚硝酸盐食物）及脂肪含量过高的食物；不吃发霉、烟熏及有刺激性的食物。

（7）应避免接触致癌物质，加强个人防护。包括某些化学物质、病毒、射线、食物等，如烟叶中的尼古丁、EB病毒、乙肝病毒、X线、紫外线等，保护环境，减少空气污染。

(8) 为避免癌症侵袭，还应注意避免慢性疲劳、避免肥胖，可以通过劳逸结合，适当的身体锻炼，来提高体质及健康水平，增强机体免疫力，提高抵抗癌症的能力。

6.合理膳食可以防癌吗

在所有预防癌症的方法中，最简单有效和可行的方法就是饮食防癌。我国自古以来就有“智者善食”、“药食同源”的饮食名言。如果在日常生活中，采用防癌饮食进行癌症的预防，科学合理地调整饮食结构等，患癌的可能性就可以减少一半。

改变不良的饮食习惯：

(1) 少食用高脂肪、高胆固醇、高蛋白质、低纤维素等使身体过于肥胖的食物，可降低结肠癌、乳腺癌及心血管疾病的发病。体重超过正常标准的人，有近半数易患癌症。

高脂肪、高胆固醇食品包括：动物内脏、蛋黄、奶油、人造奶油、黄油、猪油。

(2) 少吃腌制品、熏制品、亚硝酸盐处理过的肉类、油炸食物及泡菜、腌菜等，可减少鼻咽癌、胃癌的发生。

(3) 不能吃久储霉变、不卫生的食品。如霉变的花生米、黄豆、玉米、油脂等粮油食物，可减少肝癌的发病。

(4) 限制饮酒，以防患喉癌、食道癌、口腔癌。肝硬化是肝癌的危险因素之一，其发生与饮酒有密切关系。

(5) 少食用辛辣调味品，如肉桂、茴香、花椒、肉蔻等过分刺激性食物，过量食用这些食物有可能促进癌细胞的增生，从而加速癌症的恶化。

(6) 少吃含食物添加剂的食品，如添加到食物中的发泡剂、防腐剂、人造奶油、人工合成的甜味剂、人工香料等长期作用于人体是有害的。

合理膳食，选择具有抗癌、防癌作用的食品：

(1) 以谷物为主食，蔬菜为副食，多食富含高纤维素、低热量、低脂肪的食品，如蔬菜、水果、全麦面包、酸奶、牛奶、土豆、谷物等。

(2) 多吃新鲜的蔬菜、水果与薯类、菇类等，以增加体内的维生素，维护心血管健康，增加抗病能力，抑制癌细胞的繁殖。

(3) 每天吃豆类、奶类及其制品。异黄酮是植物雌激素的一类，以大豆中含量最为丰富，它们的结构与雌激素相似。大量流行病学调查均已证实，大豆为无胆固醇、低热量、高蛋白、安全的营养食品；大豆异黄酮对机体健康具有保护作用，尤其是在女性心血管疾病、乳腺癌、更年期潮热、绝经后骨质疏松的发病和预防治疗中具有重要的作用。奶类食品含钙量高，并与豆类食品一样，是优良的蛋白质来源。

(4) 经常吃适量的鱼、禽、蛋、瘦肉。动物性蛋白的氨基酸组成全面，赖氨酸含量高；而鱼类的不饱和脂肪酸有降低血脂、防止血栓形成的作用。

(5) 饮食宜清淡，减少食盐量的摄入。我国居民的平均食盐摄入量约每天6~9克。

(6) 食品清洁卫生，包括选购符合卫生标准的食品，尤其是绿色食品。

(7) 膳食与体力活动平衡，保持适当体重。早、中、晚餐的供热量分别以30%、40%及30%为宜。

(8) 合理进补能提高人体免疫功能的某些滋补品，如人参、蜂王浆、苡仁米等，有直接抑制癌症发生的功能。

(9) 多食对肿瘤有抑制作用的蔬菜，如红薯、芦笋、花椰菜、卷心菜、菜花、欧芹、茄子皮、芹菜、洋白菜、甘蓝、萝卜、金花菜、荠菜、芥菜、雪里红、西红柿、大葱、姜、蒜、大白菜等。

三、呵护你的乳腺

1.如何进行乳房的自我检查

乳房的自我检查是妇女有意识地进行的自我保健的内容之一，是一种保持身体健康的方法，快捷、简单易行且不用花钱，同时也是一种良好的习惯。如果广大妇女能增强自我保健意识，了解一些相关的医学知识，能经常、定期、系统、自觉地检查自己的乳腺、腋下，就有可能及时发现早期乳腺癌。乳腺癌的早期诊断与病人的预后密切相关,发现越早,治愈率越高。

乳房检查的时间：乳房的自我检查应每月一次，对于月经周期规律的妇女,检查的最佳时间应放在每月月经来潮后的第7～10天或月经一结束就进行乳房检查，因为此时乳房已无胀痛，比较松软，易于发现病变；对于已经绝经的妇女可以自己选定每月中的某一天定为自检日期，比如每月的第1天。在哺乳期出现的肿块,应将乳汁排空后再做进一步检查。

由于许多正常的乳房在每次正常的月经周期后半期能摸到大小不等的卵圆形结节，尤其是在月经到来之前可能变得更加胀痛，使人痛苦怕碰，而这种纤维囊性的乳房疾病是没有生命危险的，而且良性的肿瘤一般摸上去是比较柔软的，并使乳房有痛感，虽然可以长到2～3厘米大小，但并不是实际的肿块，所以不必紧张。产生癌变的肿块一般都较硬，大多数情况下无痛感，并且肿块不受月经周期的影响，所以平时应熟悉自己乳腺的状况，在此基础上发生的任何改变都应引起注意，事实上大多数乳腺癌是可以自己发现的。

乳房自我检查步骤(图12)：

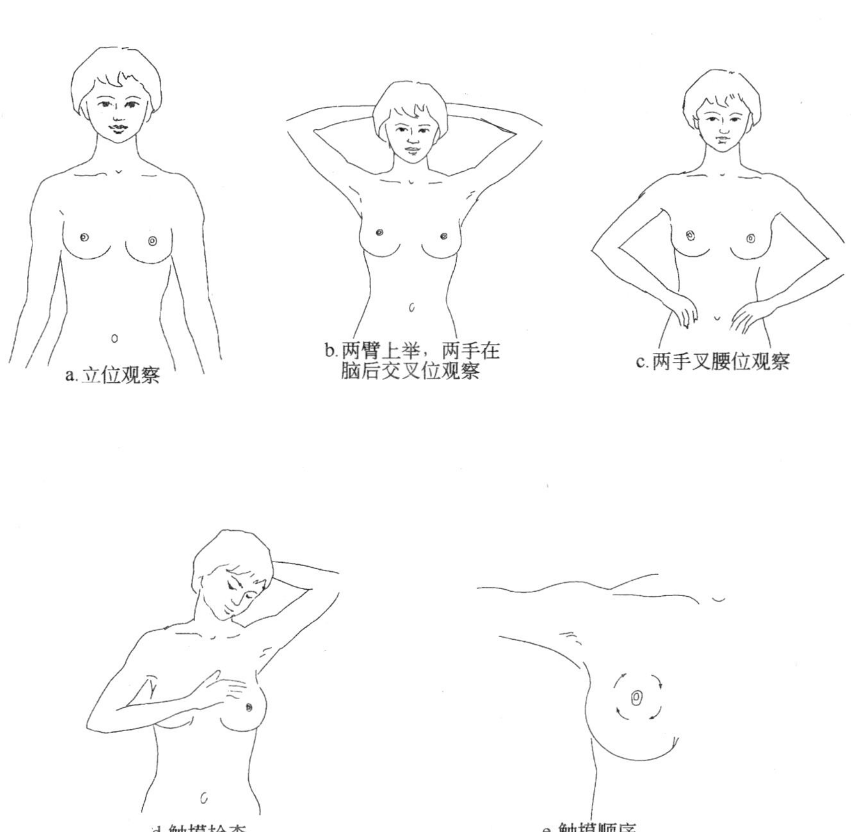

图12　乳房自我检查

(1) 取坐位或立位，脱去上衣，面对镜子仔细观察，首先注意双侧乳房外形的变化，是否对称，双侧乳头是否在同一水平线上，有无局部的皮肤隆起、凹陷和橘皮样改变，以及乳房表面皮肤有无红、肿、热、痛、静脉曲张等表现。乳头皮肤颜色，有无表皮糜烂、脱屑或皮肤皱缩、凹陷、乳头溢液、回缩。

(2) 先上举双臂，双手在头部后面交叉十指并压向头部；然后双手用力叉腰，肩部和肘部向前转动，同时微微向前弯腰。在做以上动作的同时，应注意观察乳房有无上述异常情况。

(3) 抬起左臂，右手食指、中指和无名指并拢用指腹触摸左乳，触摸顺序由内上→内下→外下→外上→乳晕乳头→腋下淋巴结等进行系统检查。注意手指不要只是在乳房表面轻轻滑过，而是要向下压，使得皮肤与手指一起运动，由浅入深地抚摸乳房，这样你才能摸出乳房里是否出现了肿块。在洗澡时，可用手指蘸上肥皂水后触摸乳房。尤其是乳房的外上区域，因此区域乳腺组织最为丰富，是肿瘤的好发部位，注意有无肿块或明显增厚。轻挤乳头，观察有无溢液。检查时勿用指尖压迫或挤捏，不要用手抓捏，否则易把正常乳腺组织误认为肿块。还应注意检查乳房和腋部之间的部分及腋窝，注意有无腋窝淋巴结肿大及副乳腺，因为有少数妇女在腋下长有副乳腺。发现有肿块时应注意其位置、大小、质地、活动度、有无压痛等情况。乳房较大的妇女可以同时用两只手摸，一只手托住乳房，另一只手重复以上的动作。

(4) 按上述方法检查右侧乳腺。

2. 发现哪些乳腺问题应该马上看医生

(1) 双侧乳房不对称。

(2) 乳晕区有“湿疹样”改变。

(3) 摸到凹凸不平的乳房肿块或小结节，质硬、不移动、不光滑，或质地较前变硬、成片状改变，且与月经周期无关。

(4) 乳头回缩。

(5) 用食指和中指轻轻挤压乳头时发现流出血性分泌物。

(6) 乳房皮肤有诸如水肿、凹陷、不光滑，乳房部分皮肤呈“橘皮样”改变等。

(7) 腋下淋巴结肿大。

(8) 乳房增大、皮肤红肿，抗炎治疗无效。

(9) 乳房缩小，乳头位置偏移。

3.乳头溢液常见原因有哪些

乳头溢液是乳腺疾病常见的症状之一，它的常见发生原因有如下几种：

(1) 生理性。乳腺作为内分泌腺作用的靶器官，在生理情况下乳腺导管上皮有一定的生理活动，可以出现少量透明或乳白色乳头溢液，特别是年轻妇女。这类溢液量少，常为双侧性，一般在挤压乳腺后流出。断乳一段时间之内，由于催乳素及某些激素水平仍较高，仍可有少量乳汁分泌。

(2) 全身性疾病引起。特别是某些内分泌疾病，如垂体的腺瘤可导致高催乳素血症，致使乳头溢液 ，常为双侧乳腺多导管的乳头溢液。少数情况下病人服用某些药物引起，如镇静类药物和激素等也可引起乳头溢液。

(3) 乳腺疾病引起。有少数病人是在体检时发现乳头溢液的，最常见的引起溢液的乳腺疾病有：乳腺的急性炎症、乳腺导管扩张、乳腺增生性病变、导管内乳头状瘤和乳腺癌等。

乳腺良性疾病引起的乳腺溢液常为乳白色、淡黄色浆液性，而恶性肿瘤引起的溢液多是血性、暗红色、暗灰色或水样。因两者在临床上无严格区别，常需做进一步检查确定其性质。

为明确溢液的性质，除进行临床检查外，还应根据情况做乳头溢液脱落细胞检查、内分泌检查、超声波检查、乳腺钼靶摄片、导管造影等。

4.乳房疼痛有哪些可能性

女性乳房疼痛是一个非常常见的问题，因为没有其他不适,她们一般不去就医。殊不知，乳房疼痛的原因是多方面的，常有下列几种可能：

(1) 因生理原因造成的乳房疼痛。①经前乳房痛：系因月经前体内雌激素水平增高所致的乳腺增生、细胞增大、乳腺细胞水肿，这种疼痛感与经期有明显的关系，通常在月经的后半期开始出现，尤以月经前两三天因血流供应增加造成乳房胀痛明显，部分人还有乳头发痒，一般于月经过后逐渐消失，无需治疗，只需在月经来潮之前注意饮食清淡即可。②孕期乳痛：怀孕后由于胎盘、绒毛分泌大量的雌激素、孕激素和催乳素，使乳腺增生、乳房增大所致，是在为产后哺乳做准备，只要及时更换宽大的胸罩，托起日益增大的乳房就可以了。③产后奶胀：产后在催乳素的作用下，乳腺产生大量的乳汁所致。应及时哺喂婴儿，并将剩余的乳汁吸空，以防乳汁淤积发生乳腺炎。

(2) 佩带的胸罩不合适、过紧或钢托压迫所致。在更换胸罩后可缓解。

(3) 乳房在受到碰撞等有外伤时可造成疼痛。严重者应到医院检查治疗。

(4) 乳房体积过大造成悬垂引起不适。佩带合适的胸罩使之托起后可缓解。

(5) 乳腺发炎及感染引起红、肿、热、痛。出现突然的、持续性的、比较剧烈的疼痛，且伴有明显触痛和发热，在哺乳期特别容易发生。经适当的处理(如给予抗生素、理疗)可使症状快速缓解。但应注意与炎性乳腺癌鉴别。

(6) 乳腺增生症。乳房部疼痛受月经和情绪、劳累、天气变化的影响，常以月经前乳房开始疼痛或经前疼痛加重，经后可缓解或消失，疼痛为胀痛或针刺样，有时可牵及同侧腋下或肩背部，手触局部可有轻到中度触痛，并可触及大小不等、边缘不清的活动硬块。保持心情舒畅，可服用一些活血化淤的药物以缓解症状，但应定期到医院检查。

(7) 乳癌本身是很少会引起疼痛的，或因疼痛不明显而常常被忽略，如果乳房部疼痛仅为轻度隐痛或钝痛，发作无明显规律性，手触乳房有无痛的硬块，并且不活动，这样的乳房疼痛也可能是早期乳房部恶性疾患的信号，应引起足够的重视。另外，如果乳房局部或乳头部皮肤出现溃疡破溃者，也应及时到医院就诊。

所以，妇女朋友若出现了乳房疼痛，既不要惊惶失措，也不可麻痹大意，不妨依照上面几种可能，自己找原因，如果没有明显的原因且持续疼痛时，应及早去医院检查，这是非常必要的。

5.长有副乳腺是怎么回事

有些妇女在经期、妊娠期或哺乳期，感到一侧或双侧腋窝部肿胀、疼痛，甚至有乳汁分泌，用手触摸时，能感觉到里面的肌肉在增大增厚，以至于从外面都能明显看出来；更有些妇女是在体检时被医生告之长有副乳，这是怎么回事呢?

副乳腺又称多乳腺症，较为常见。当胚胎发育到第6周左右时，在胚胎腹侧两旁，从腋窝到腹股沟线上（通常称为乳线）由外胚层的上皮组织发生6对到8对乳头状局部增厚，形成乳房的“始基”。在正常情况下，在胚胎发育到第9周时，除胸部的一对始基保留之外，其余的突起至出生前全部退化，如果在出生前“乳线”上某一对乳腺始基没有退化而继续发育，出生后就形成副乳腺。副乳腺是先天性的疾病，多有家族遗传倾向，此病也可能代表了一种返祖现象。

副乳腺95%发生于胸部，多出现在近腋窝处或腋窝内。副乳腺的体积有大有小。有的形成完整的乳头、乳腺、乳晕；有的只有腺体无乳头；有的不完全型副乳腺，只有乳头、乳晕，无腺体，这种情况不仅出现在女性，有时在男性也可出现，男女发生比例为1∶3～1∶5，亚洲女性发病率为2%～4%。

发育比较完全的副乳腺，也可以和正常乳房一样，在各个生理周期显示出不同的变化。如月经来潮前可膨胀或疼痛，妊娠期增大明显，哺乳期可有泌乳。但它同样也和正常乳房一样患病，常能见到副乳腺发生乳腺增生、纤维腺瘤者，副乳乳癌的发病率明显高于正常乳房，也明显高于副乳良性肿瘤。

假如不影响外貌，也没有恶变的迹象，不必急于手术，可以定期随访，也不一定需要服药。若出现病变或影响体形可手术切除。例如，①副乳腺随着月经周期出现肿胀、疼痛等明显症状，本人要求手术治疗者。②出现的副乳腺影响身体美观者。③副乳腺有出现恶性肿瘤的可能，如副乳腺出现迅速增大的包块，伴有周围淋巴结肿大，或已确诊为乳腺癌者。

四、和你谈谈妇科问题

1.女性如何进行外阴自查

女性生殖器官包括外生殖器和内生殖器两部分。外生殖器指生殖器官暴露在体表的部分，通常叫做外阴。包括：阴阜、大阴唇、小阴唇、阴蒂、阴道前庭、会阴等。由于女性外生殖器与外界相通，且与深藏的内生殖器相连，所以一旦外阴部位生了病，病原体很容易直接或间接上行感染而使病情进一步蔓延至深部。所以，建议您在关心自己身体健康的同时，亦应当关心自己外生殖器的健康，不妨经常对自己的外阴进行健康自检。

检查开始前应当把手洗干净，并准备一面小镜子，选择在光线充足的地方，女性可以通过望、闻、触的方法来检查自己的外阴部。为了便于自查，平时应当先简单了解一下女性外阴的一般解剖名称。

第一步是“望”。把准备好的一面小镜子放在外阴的下面，然后前后左右移动镜子照视，借助镜子观察自己的外阴部。对于未婚和未生育妇女而言，由于大阴唇是自然靠近的，在检查时应将阴唇向两侧分开，以暴露出阴道口和尿道口，绝经后的大阴唇则是呈萎缩状的。在观察外阴的同时还应注意观察阴道的分泌物，一旦发现白带和经血的颜色、清浊、稀稠有异常（如发黄、脓性或豆渣样等）就可能出现了问题。

正常的白带是清白颜色的稀薄液体，一般无气味，量多少不等，它因人处于月经周期的不同阶段而有所变化。一般在月经中期（即接近排卵期时），由于宫颈内膜腺细胞分泌旺盛，白带中的宫颈黏液占主要成分，此时白带增多，极似稀薄透明的蛋清，拉丝很长，在排卵2～3天后白带则相对比较稠厚量少；至月经前因盆腔充血，阴道黏膜渗出物增加，白带也增多。妊娠期因雌激素水平高，白带较多。这些都是正常的生理现象和生理反应。

正常经血是鲜红色或浅红色，有人还会有少许血块。

第二步是“闻”气味。用鼻子嗅一下分泌物、经血或外阴部散发出的气味。一般正常的气味是清淡的腥味、汗酸味或无味。不应当有腥臭味、氨味等特殊的气味。

第三步是“触”皮肤黏膜。可用食指和中指的指肚按触外阴，从“阴阜”部位开始，自上而下顺序触摸，直至肛门。正常触摸外阴的时候，感觉应是光滑、柔软的。如果不用力去按，不会感到疼痛，更不应当摸到小结节或肿块。

在自查的过程中，如果发现白带出现色、质、量的改变，或外阴部有瘙痒、疼痛等异常情况时，就要引起自己的高度注意，说明此时已患有某种生殖器官炎症或肿瘤，应及时去医院的妇科做详细检查。

常见的女性外阴异常如下：外阴的皮肤黏膜增厚、粗糙、颜色改变，有毛刺状物，白带有异味或颜色、性状有改变，红肿、疼痛、瘙痒、破裂、糜烂、溃疡，硬结或菜花状、鸡冠花状灰白色肿块等。

2.女性在月经期应注意什么

月经虽属一种生理现象，但有许多女性在月经前或月经时会出现不同程度的症状，如情绪不稳定、容易疲倦、嗜睡、乳房胀痛、下肢发胀、腰酸等，这些都属正常现象，不必过分担忧。但也有部分妇女会出现感冒、外阴瘙痒、月经失调等，这是因为在月经期，由于生理功能的状态发生改变，容易导致全身抵抗力降低，而易于感染疾病，同时由于经血的排出，冲淡了阴道内天然的酸性环境，使抑制细菌生长的自然防御作用减退，易造成致病菌的侵入，引起生殖道的炎症，严重者可影响工作和学习。因此，在月经期应特别注意以下几点：

(1) 注意外生殖器的清洁卫生。月经期由于子宫内膜剥脱，宫颈口松弛，盆腔组织充血等易引起生殖器官的感染。因此，在月经期不宜进行阴道盥洗、盆浴、游泳、妇科检查及性生活。

(2) 经期应避免受凉，不下冷水，注意保暖。在月经期间如果受到寒冷的刺激，不仅可以引起子宫及盆腔血管收缩，使月经量减少或发生痛经，甚至因受凉还可能引起卵巢功能紊乱而导致月经失调。

(3) 避免参加剧烈的活动和重体力劳动。在月经期由于盆腔充血和经血的排出，常常引起轻微的腹部坠痛和活动受限，一般可照常参加工作，只是应避免参加一些如打球、赛跑等剧烈运动或重体力劳动。因为剧烈运动可引起月经量增多或经期延长。

(4) 注意休息，调整饮食。适当注意休息，保持充分睡眠。在饮食上经期应当尽量少吃有刺激性的食品，如生冷、酸辣、酒类等，减少盆腔充血，适当增加营养，多饮开水，保持大便通畅。

(5) 保持精神愉快、注意心理卫生，避免过度悲哀、恐怖、恼怒等不良刺激。

(6) 若出现严重的痛经、经前期紧张症或月经过多，随时请医生诊治。

3.你走出洁阴的误区了吗

随着生活水平的提高，人们在不断追求高品质、高质量生活的同时，对日常生活保健很是关注，尤其在女性生活中把清洁外阴作为日常卫生必须采取的措施之一。但是我们却经常能听到一些来看妇科门诊的病人不无困惑地询问医生："大夫，为什么我非常注意卫生，每次清洗外阴时总是把阴道内外洗得干干净净，还经常用一些洗液清洗，怎么还是反复患阴道炎呢?"

其实有些时候生殖道炎症并不是卫生做得好就能完全避免的，因为女性的外阴是一个特殊部位，是女性身体上的薄弱地带，尤其是在清洁外阴时，如果不知道如何正确地清洁外阴，不清楚什么时候使用保健品，什么时候又该使用药性洗液，那么这个区域就会发生健康问题。以下是一些常见的洁阴误区：

误区一，洁阴方法不当。有些女士在认识上有一种错误的观念，认为阴道是肮脏的地方，想当然地将洁阴范围扩大到阴道，不仅用清水甚至用药液加入到冲洗器中冲洗阴道，认为这样做可以减少白带、除臭、清除细菌。其实，正常情况下，阴道内并非是无菌的，而是存在着许多种类不同的细菌，这些菌群相互制约又共同生存，成为正常菌群，不会引起疾病，并维持着阴道的酸性环境。另一方面，正常健康的妇女因阴道及子宫颈等组织的解剖学及生理学特点，对病原体的侵入有自然防御功能。如果经常冲洗阴道，必然会改变阴道的酸性环境，破坏阴道的自净作用，扰乱正常菌群的相互制约，破坏了生态平衡，易于病原体侵入，反而容易引起生殖器官炎症。阴道内有丰富的血管，不正确地使用阴道冲洗器可能会损伤阴道黏膜而引起出血。白带则是女性的正常生理现象，冲洗后引起白带减少，阴道不够湿润，反而引起不适感。

误区二，不恰当地使用洁阴用品。不少女士过分讲究清洁，每次必须用一些保健液或药性洗液来清洗外阴。殊不知，外阴部过度的清洁会破坏皮肤表面上的保护膜，从而使其变得干燥不适，乃至瘙痒。最常见的是用肥皂清洗外阴部，认为肥皂有较好的洁净作用。肥皂(包括香皂)为碱性，对皮肤有刺激性，去皮脂后皮肤干燥，反而会引起皮肤刺痒。有的女性喜欢用沐浴露或高锰酸钾液，认为这样做更清洁，其实当长期使用这类化学制剂后，会刺激皮肤黏膜，可能造成外阴阴道的过敏性炎症和损伤。还有些女士经常用一些中药洗液清洗阴部，认为中药最安全。中草药虽有清热解毒、消炎的作用,但实际上，健康妇女根本不需要使用上述洁阴品。如果有特定的炎症应当在医生的指导下使用特定的冲洗液。否则不仅不能治疗炎症、改善症状，反而会导致一些没必要的烦恼。

那么，提醒女性朋友要走出洁阴误区，学会正确的洁阴方法才能防患于未然。

所谓女性外阴部指的是尿道口、阴道口和肛门为中心的整个会阴部，这三个部位各有其独特的生理功能与排泄物；而引起女性生殖道炎症的病原体不外乎有两个来源，即来自原本寄生于阴道内的菌群，或来自外界入侵的病原体。因此，女士们在每次的清洁过程中注意不破坏阴道内的生态平衡，不让外界的病原体进入阴道，只洗净外阴部皮肤表面积聚的汗液、皮脂、阴道排液、尿和粪渍即可，并提醒您做好以下几点预防措施:

(1) 清洗盆和毛巾要自己专用。双手和清洗盆在使用前要洗净，毛巾在使用后要在通风处晾干，为防止细菌和真菌滋生，毛巾应经常洗烫或在阳光下晾晒。

(2) 每天晚上轻轻用温水清洗外阴部。必须用肥皂时，用刺激性较小的婴儿香皂。正常情况下不要进行阴道内清洗。

清洗顺序：应由内向外，由前向后清洗外阴，即从大阴唇内侧开始，向内清洗小阴唇、阴蒂周围及阴道前庭，尿道口处于阴蒂下方，其后上壁有尿道旁腺，常为细菌潜伏所在，故尿道口、阴道口周围注意清洗。然后清洗大阴唇外侧、阴阜、大腿根部内侧，最后洗肛门周围及肛门。

(3) 便后擦大便时，应当用手纸由前向后揩拭干净，以免将粪渍带入阴道内，便后养成用温水清洗或冲洗肛门的习惯。

(4) 月经期间，要用温热水清洗外阴，勤换卫生巾，以免血渍成为细菌的培养基。

(5) 女性外阴部有分泌物的存在是正常现象，不必大惊小怪，以喷洒香水或爽身粉驱臭避秽并不能灭菌，经常使用反会使局部黏膜遭到刺激而变得粗糙，引起外阴瘙痒、过敏乃至炎症。

4.什么原因会引起白带增多

白带是从阴道里流出来的带有黏性的白色液体，常能拖成带状，故称为“白带”。它是由前庭大腺、子宫内膜、宫颈腺体的分泌物和阴道黏膜的渗出物，脱落的阴道上皮细胞混合而成。

正常的白带并不多，一般只觉得外阴部湿润而已，引起白带增多的原因分生理性和病理性原因：

生理性的白带增多一般可发生在月经中期即排卵期。由于受卵巢激素的周期性变化的影响，宫颈腺细胞分泌的黏液也发生明显的周期性改变。在月经中期黏液的分泌量增加，黏液稀薄、透明、拉丝度可达10厘米以上。另外，一些促排卵药物的作用也可使白带增多。

病理性的白带增多又可因两种原因引起：一种是感染性因素，另一种是非感染性因素。

感染性因素是致白带增多的最常见原因。如在细菌、真菌、病毒、淋球菌、原虫或螺旋体等感染的情况下都会使白带增多，并且白带会出现颜色和味道的变化。临床上常见的疾病是滴虫性阴道炎、细菌性阴道炎、霉菌性阴道炎、淋病、梅毒、沙眼衣原体性阴道炎、宫颈炎、盆腔炎、附件炎、宫颈癌等。

非感染因素有：子宫的肌壁间肌瘤和黏膜下肌瘤。由于肌瘤使宫腔面积变大，并伴有盆腔充血，致使宫腔排出物增多，白带增多；另外是子宫肌瘤患者常伴有高雌激素症，雌激素可以直接引起宫颈分泌物增多。卵巢功能失调时也可使白带增多。

病理性的白带是女性生殖器疾病的信号，应引起重视，及时检查治疗。

5.哪些疾病可引起阴道出血

阴道出血是指除正常月经来潮和分娩后2周内阴道恶露排出以外的

生殖道任何部位如外阴、阴道、子宫颈、子宫等处的出血。阴道出血是妇产科疾病中最常见的症状，可有许多疾病引起，可表现为月经过多、经期过长、不规则出血、接触性出血等，出血多时可出现贫血，严重时并发出血性休克，危及生命；但出血量少者可能为生殖道癌肿的一个早期症状。为此，阴道的异常出血可作为某些严重疾病的信号，必须予以重视，不可盲目对症治疗，以免延误病情，引起不良后果。

(1) 卵巢内分泌功能障碍引起的月经失调最常见。一般为卵巢功能不正常如功能性失调性子宫出血病（简称功血）、子宫内膜增生症等。

(2) 药物引起的阴道出血。如服用黄体酮、乙烯雌酚、避孕药等激素药物停药后可引起阴道出血。

(3) 生殖器官器质性病变引起的阴道出血。①炎症引起的阴道出血：老年性阴道炎、宫颈糜烂及宫颈息肉，多在妇科检查后或性生活后有少许新鲜出血，平时可能有血性白带(有时白带呈淡粉色或咖啡色)，子宫内膜炎也能引起阴道出血。②良性肿瘤引起的阴道出血：子宫肌瘤、子宫肌腺症因子宫内膜面积增大，影响子宫肌收缩等因素引起，一般表现为经期延长、经期血量增多。

(4) 肿瘤引起的阴道出血。宫颈癌、宫体癌及卵巢的颗粒细胞瘤都会引起阴道出血并伴有血性白带，尤其对于绝经期妇女阴道不规则出血，且量多、持续时间长，应排除子宫内膜癌及生殖道恶性肿瘤的可能。

(5) 血小板减少性紫癜、再生障碍性贫血、白血病、凝血机制障碍及肝功能损伤均可导致阴道流血，多有全身性出血倾向。

(6) 病理性妊娠、异常分娩所引起的阴道出血。发生在育龄妇女中，停经后不规则出血，首先考虑为与妊娠有关的疾病，如流产、宫外孕、葡萄胎、恶性葡萄胎、绒毛膜上皮癌；妊娠晚期出血，可能为前置胎盘、胎盘早剥、子宫破裂；分娩后出血可能为胎盘残留、子宫复旧不全、产褥感染。

(7) 损伤和异物。生殖道的创伤、放置宫内节育器后月经不调等。

妇女由于各年龄阶段的生理特点不同，所以年龄对诊断阴道出血有重要参考价值。如幼女与绝经期妇女的阴道出血应多考虑器质性病变，首先应排除生殖道的肿瘤；青春期妇女多考虑为功能失调性子宫出血；在育龄妇女应多考虑与妊娠有关的疾病。在诊断时医生会详细追问病史，仔细查体，做必要的辅助检查，如血液的内分泌检查、尿液检查、盆腔B超等，一般能够在早期得出正确诊断，进行治疗。

6.诊断性刮宫术是怎么回事

诊断性刮宫术（简称“诊刮术”）是妇科常用的诊断与治疗方法，一般在门诊即可进行。一次仔细的诊断性刮宫不仅能了解宫腔大小、形态、宫腔内的器质性病变如子宫黏膜下肌瘤、息肉、有无排卵等，尤其是对于原因不明的子宫出血、可疑为子宫内膜病变时可将刮宫取出的组织送到病理科检查，有明确诊断的价值。另外，有资料表明，对于患有功能失调性子宫出血病的患者经诊刮术后可使阴道流血减少，约有50%的患者阴道流血停止。这种方法虽有一定痛苦，但止血快、安全、效果可靠,因此对于已婚、不规则出血病程较长的患者，尤其是40岁以上者，采用诊刮也是一种很好的止血方法。

但其不足之处在于诊刮是一种盲目性操作，有一定的创伤危险，也可能对一些子宫内膜息肉、小的病灶等漏诊。

近年来，由于医学科学飞速发展，先进的诊断技术不断开发，超声检查、宫腔镜检查和诊刮的联合应用则大大提高了诊断的准确性。

7.哪些情况需做诊断性刮宫，术后应注意什么

诊断性刮宫是妇科常用的诊断与治疗方法，尤其是对于不明原因的子宫出血，通过诊刮获取宫内膜组织送病理检查，即可得到明确的诊断。出现以下情况时需做诊断性刮宫：

（1）绝经后阴道流血。

(2) 怀疑有子宫内膜癌、绒毛膜癌等恶性病变。

(3) 怀疑黏膜下子宫肌瘤或子宫内膜息肉。

(4) 怀疑异位妊娠、不全流产。

(5) 功能失调性子宫出血持续不断。

(6) 闭经、不孕症等的辅助检查。

刮宫术后应在医生的指导下服用5～7天的抗生素，休息2天，在一个月内禁止性生活、盆浴及不必要的妇科盆腔检查，以防止感染。刮宫后第一次月经可能增加，应予以注意。

8. 什么情况下需要做阴道镜检查，检查前要注意什么

阴道镜检查无痛苦，可在放大的仪器上直接观察宫颈上皮和血管形态的改变，一般可立即做出诊断，又可反复检查；若与宫颈细胞学联合应用，并在直视下对可疑病变处取活体组织送病理活检，可使宫颈癌的早检率显著提高；在诊断人乳头瘤病毒感染（HPV）等方面优于细胞学检查；并使宫颈锥切率下降；但是由于其价格比较昂贵，因此不便于用作普查。

有下列情况时建议做阴道镜检查：

(1) 宫颈刮片异常，巴氏分级在Ⅲ级以上，或多次刮片在Ⅱ级以上者。

(2) TBS提示上皮细胞异常，如检查有非典型细胞或不能明确意义及怀疑癌前病变者。

(3) 宫颈糜烂久治不愈者。

(4) 下生殖道湿疣。

(5) 宫颈白斑，宫颈表面粗糙或溃疡、血管粗大，组织脆易出血者，可疑癌者。

(6) 接触性阴道出血、血性白带或绝经后阴道出血。

（7）癌疗后复诊。

（8）其他。如宫颈癌、癌前病变的术前检查，了解阴道受累情况。

注意事项：检查前至少24小时内不做妇科检查、阴道冲洗及3天内不要阴道上药；检查前头一天禁同房。

9. 宫颈糜烂能转变成宫颈癌吗

宫颈糜烂是宫颈慢性炎症的一种表现形式。有资料报道，患有宫颈糜烂的妇女，其宫颈癌的发生率为0.73%，无糜烂者仅为0.10%。北京、上海和重庆等地对宫颈癌普查，统计发现宫颈有糜烂者较无糜烂者发病率高5～10倍。说明宫颈糜烂不一定都发展成为宫颈癌，但二者之间有一定关系。分析其原因，可能是由于宫颈的生理和解剖特点，使它容易遭受各种物理、化学和生物等因素的刺激，特别是创伤、激素和病毒因素，使已经糜烂的宫颈上皮细胞增生活跃及变异，易向癌前病变发展，而后转化为癌。所以为预防宫颈癌的发生，患者不能掉以轻心，还是应及早就医并重视宫颈糜烂的治疗。我们建议在治疗前先做一个宫颈细胞学检查，在排除没有滴虫、没有霉菌、没有HPV感染、没有癌变等异常情况后再做治疗。宫颈糜烂的治疗也很简单，轻度的宫颈糜烂可以坚持一段时间的阴道上药治疗，而对于中度、重度的宫颈糜烂由于分泌物比较多，一般用药效果不太好，可以采用电熨疗法、激光或微波治疗，利用热能把糜烂局部烧焦，使其凝固、坏死，再让新的上皮长上去，使之尽快恢复到正常状态下，防止产生严重后果。

10. 女性生殖道人乳头瘤病毒感染与宫颈癌有关吗

近年来，对人乳头瘤病毒的研究正成为一个新的热点。女性生殖道人乳头瘤病毒感染（又叫HPV感染）是目前世界范围内最常见的性传播疾病之一，目前被鉴定出的HPV亚型已有100余种，并有诸多研究资料表明HPV感染除与女性生殖道疣有关外，与宫颈癌及癌前病变（即宫颈不典型增生、宫颈上皮内瘤样病变）关系密切。HPV依其致病性不同分为高危型和低危型两大类，高危型HPV的持续感染和反复感染是导致宫颈癌的主要病因。

HPV广泛存在于自然界中，像细菌一样无所不在。人类对HPV的易感性因个体差异有所不同，有些人容易感染HPV，有些人则不容易感染HPV。有资料显示，至少有80%性活跃的成年人在某一时期感染过一种或一种以上的生殖道HPV亚型，多数病例HPV感染是暂时性的，人体可以通过自身免疫把它消除，如果人体把它消除掉就不会得子宫颈癌，消除时间一般需要在8～10个月左右，但大约有10%～15%的妇女没有及时清除HPV的感染而呈持续感染状态，这种HPV持续感染会导致子宫颈发生癌前病变，尤其是年龄超过了30岁的妇女持续感染HPV后患宫颈癌的风险性增加，更应引起注意。

HPV主要是通过性行为传播，如性乱、过早的性生活、过频的性生活、不洁的性生活等；也可通过接触污染物品传播，如使用公共浴池、公共厕所、不注意个人卫生等；另外，机体免疫力降低、外生殖器官疾病，如宫颈炎、阴道炎可增加HPV的易感性。

HPV的感染部位常常是性接触的部位，主要在男女外生殖器和肛门部位的皮肤黏膜，如阴茎、会阴部、肛门、阴道、宫颈这些部位，有HPV感染者，夫妇双方相互感染的机会为60%。

目前诊断HPV感染的方法包括肉眼、宫颈细胞学检查或阴道镜取活体组织检查、HPV DNA检测等，其中临床感染可被肉眼发现，亚临床感染可由细胞学和活检组织学诊断，而潜伏期感染仅可对HPV DNA等采用分子技术检测来诊断。

HPV感染是非常重要的警示。从人乳头瘤病毒感染到宫颈癌癌前病变，其发生要经过数年到十数年的时间；而由宫颈癌癌前病变到子宫浸润癌，还要经过一段较长的过程。在这段时间里，即使被人乳头瘤病毒感染以后也不必非常恐慌。因为一方面是HPV感染是非常普遍的，另一方面是其有自限性，在你的机体抵抗力很强的时候，它会被清除，只有极少数人才会发展成宫颈癌，关键是要重视。因此，专家建议任何有过性行为的女性都要加强防癌意识，每年都应接受一次宫颈细胞学检查。从预防HPV感染到对付HPV感染有足够的时间，通过积极地处理HPV感染及癌前病变，将可以有效阻断病情发展，预防宫颈癌的发生。

此外，洁身自好，注意个人卫生，增加机体抵抗力，对健康人群进行健康教育也是预防本病重要的环节。

11. 宫颈电熨术等物理治疗前后应注意什么

宫颈电熨术是利用高频电的高热作用将宫颈糜烂面组织烧灼成焦黄色痂皮，糜烂面的单层柱状上皮受到破坏，待其坏死脱落后被新的复层鳞状上皮覆盖，使宫颈重新转为光滑。

对于中、重度宫颈糜烂者，阴道上药的治疗方法疗效比较慢且效果不是很理想，而采用宫颈电熨术等物理治疗（激光、微波、冷冻等）一般可一次治愈，并可同时治疗宫颈腺囊肿等，治疗彻底、操作简便、痛苦小，只有极少数需再次手术。

在治疗前应常规做宫颈刮片做阴道细胞学检查排除宫颈癌变的可能，妇科检查无阴道及盆腔的急性炎症。手术时间宜选择在月经干净后3~7天内进行，术前3天禁止性交。

术后在创面的愈合过程中，阴道分泌物会增多，水样排液，术后10~14天脱痂时可能有血性白带，14~21天后长出新的上皮，6~8周创面愈合。术后2个月内禁止性交、盆浴和阴道冲洗；术后两次月经干净后到医院复查，观察创面愈合情况直到痊愈。在此期间要注意外阴清洁，出现以下情况应随时到医院就诊：

（1）脱痂时阴道出血多于月经量。

（2）阴道分泌物不是逐日减少且伴有臭味，可能伴发感染。

(3) 月经期经血排出不畅或出现痛经，可能有宫颈管狭窄或宫颈口的粘连。

12.子宫内膜增生症是怎么回事

子宫不规则出血的妇女，有相当一部分为子宫内膜增生症，这个医学术语对多数人来说，常见但又陌生。子宫内膜增生症是一种什么样的疾患呢?

女性40岁以后较容易患子宫内膜增生，大部分病人发生于更年期或青春期。子宫内膜增生症可有多种表现，如月经不规则、经期延长和月经量过多，尤其在非经期时间阴道出血及围更年期子宫非正常出血，绝经后的妇女可发生绝经后阴道流血，量可多可少。流血量多且时间长者可造成贫血。

子宫内膜增生的原因目前认为是子宫内膜长期受雌激素持续刺激，又缺乏孕激素的拮抗而导致内膜增生，是月经失调中最常见的一种。肥胖、长期无排卵月经、产生雌激素的卵巢肿瘤、多囊性卵巢或是无孕激素拮抗的外源性雌激素替代治疗的妇女为高危险人群。它虽然不是癌症，但有些时候子宫内膜增生会癌变。

出现了月经不调或紊乱的患者，最好先找妇科内分泌专科医生看病，做一些必要的检查，如妇科检查、超声波检查、化验血的激素水平等，弄清楚其原因，需与生殖道的器质性病变，如肿瘤、息肉、炎症或异常妊娠等引起的阴道出血鉴别。还要注意是否曾误用或滥用激素类物品，如含有性激素的保健品、护肤品、丰乳霜、避孕药等引起的阴道出血相鉴别。

诊断子宫内膜增生症并不太困难，但最准确的诊断仍要依据诊断性刮宫后的病理组织学检查结果。以往将子宫内膜增生分为单纯型子宫内膜增生、囊腺型子宫内膜增生、腺瘤样型子宫内膜增生和不典型子宫内膜增生。现在则将子宫内膜增生分为单纯型增生、复杂型增生和不典型增生。据临床资料表明，子宫内膜不典型增生被认为是癌前病变。如不经治疗，平均有10%～15%的患者将有可能发展成子宫内膜癌。

由于引起子宫内膜增生的原因很多，医生会对你进行必要的检查，以便确定月经异常的根本原因，然后才能相应地给予治疗。由精神、情绪等原因引起的无排卵性阴道出血，虽然可以用药物来调整月经和促排卵，但还应进行心理疏导；由某些慢性内分泌失调性疾病如多囊卵巢综合征等所致子宫内膜增生症需进行长期而系统的调经促排卵治疗；子宫内膜增生症中的单纯型和囊腺型可以用药物治疗，如妇康片、达那唑、黄体酮替代疗法等，但需要在医生的指导下坚持用药并定期复查；复杂型和不典型增生的治疗就要更积极。近年来，有一些仅去除子宫内膜的新技术不断问世，为不愿或不宜行子宫切除术的患者提供了选择。对于年轻的希望生育的复杂型和不典型子宫内膜增生患者可以试用较大剂量或高效的孕激素治疗，因孕激素有保护子宫内膜的作用，3～4个月内反复刮宫随诊内膜转变情况，如果病变没有改善，甚至病变加重，出血症状控制不佳，最好手术摘除子宫以防内膜增生转变成子宫内膜癌。

13.两次月经中间出血是怎么回事

有的女性常诉说自己的月经过频，经血有一次多一次少互相间隔的特点，流血一般发生在月经周期的12～16天，持续一两小时至一两天，也可持续3～7天，并同时伴有一侧下腹部疼痛，这种发生在两次月经期中间的子宫出血，称为经间出血或排卵期出血，这种经间出血还可表现为月经前或月经后淋漓出血。出血原因可能是由于排卵时雌激素水平下降过多，不能维持子宫内膜所致，当黄体形成又分泌足量雌激素、孕激素时，子宫内膜得以修复而出血也就停止了。

在治疗前首先要根据出血与月经周期的关系、出血的特点及各项辅助检查，如妇科检查、B超检查、基础体温、阴道细胞涂片、血激素水平测定等，排除器质性疾病和其他类型的功血后，再给予恰当的处理。

如果流血量不多，一般对健康没有影响，可暂不处理。但是如果病程持续时间长，出血比较多，不仅会影响日常生活还可能造成生殖道的炎症和贫血，这时就应该在医生的指导下通过服用某些药物来控制出血，调整月经周期。

14.月经过多的人一定要手术切除子宫吗

近些年来，由于机体内部因素及外界许多因素，如生活节奏加快、精神过度紧张、环境变化等引起内分泌失调，导致患子宫出血症的妇女越来越多，出血多或时间长者可造成贫血、头晕、乏力，影响正常工作和学习。

以往对于月经过多，药物治疗是主要手段，包括应用一般止血药和激素止血药，或行刮宫治疗以达到诊断和止血的双重功效，如果仍不能控制只能将子宫切除，给患者在身体和精神上都带来了难以愈合的创伤。

针对这种情况，一些子宫内膜的去除性治疗技术不断问世，给饱受月经过多之苦的妇女带来了福音。应用物理治疗达到子宫内膜去除属于一种微创治疗方法，其原理是通过物理疗法使子宫内膜局部组织的蛋白质凝固变性、坏死脱落，进而局部形成瘢痕以达到去除子宫内膜的目的。这些疗法包括热球仪（以温度破坏子宫内膜）、微波仪（以微波破坏子宫内膜）、宫腔镜电切术（以电能切除子宫内膜）等，其技术简便、安全、创伤小、手术时间短、恢复快，可在门诊治疗。如果经医生检查排除器质性病变后，无生育要求，可应用以上方法，最适用于临近绝经期子宫内膜出血的妇女，对于子宫黏膜下小肌瘤、息肉、内膜增生等引起的子宫内膜出血都有良好的疗效。

对于无法确定根本病因的特发性月经过多，也可在医生指导下放置含有孕激素的宫内节育器，这种节育器除具有良好的避孕效果外还有治疗作用。据报道，口服避孕药也可减少月经量。

五、愉快度过更年期

更年期又称围绝经期，是指妇女绝经前后的一段时期。就妇女而言，她们即使在生殖功能消失后（即绝经后）仍能生存20～30年或更长时间，故妇女生命的1/3时间是在绝经期度过的。由于在此期间身体各系统可出现一系列的生理和病理变化，给更年期妇女带来不同的感受，并可使许多潜伏的疾患逐渐显露出来，又成为妇女一生中“病机四伏”的“多事之秋”。因此，要让每一位女性了解在更年期这一生命历程中全身各系统所发生的相应变化，对于指导更年期妇女保持乐观情绪，增强对机体内外环境变化的适应能力，提高生活质量，预防疾病的发生是非常必要的。

1.女人为什么会有更年期

人的一生是一个循序渐进、不断发展变化的过程。妇女从生育期开始，经过一段生育能力和性生活正常时期后，由于卵巢功能逐渐衰退直至完全消失方进入老年，这一过渡时期称之谓“更年期”。此时期持续时间不等，一般为8～12年，长者可历时20年之久。更年期的开始年龄因人而异，可始自40岁。一般地说，必须连续12个月无月经来潮才能确认为绝经。40岁或以后的自然绝经称为生理性绝经，55岁以后绝经称为“晚绝”，40岁以前绝经称为“早绝”或“卵巢早衰”，为病理性绝经。更年期是人生的必经之路，是女性生命的转折点。

那么，为什么女性会有更年期呢？卵巢中没有成熟卵泡的排放是出现更年期的直接原因。卵巢是女性的性腺，主要功能为排卵和分泌雌激素，维持月经周期、生育能力和女性性征。妇女在一生中只有约400～

500个卵泡发育成熟并排卵，从月经初潮开始，每月排卵一枚（偶尔也会排两枚），其余的卵泡闭锁自行退化。在50岁左右的时候，卵巢中的原始卵泡差不多已经耗尽了，卵巢功能减退，难以产生足量的雌、孕激素，而最终导致绝经，进入更年期。另外绝经年龄还与后天的各种环境因素有关，如初潮年龄、婚姻状况、营养、怀孕与生育、哺乳、避孕药、吸烟、运动、职业、体质、心情、气候、海拔高度、种族、经济状况等。

为什么现代女性的更年期反而提前了。现在有很多女性在35岁左右就出现了更年期综合征，学术界称之为隐性更年期。可能有以下几个原因：一是现代女性月经初潮的年龄提前了，平均为12.5岁，而原始社会女性月经初潮的年龄平均为19岁。二是生育减少了，因为在怀孕、哺乳的几年时间内，卵巢是不排卵的，这就节省了很多卵泡。三是生活节奏加快，精神极度紧张，维生素、微量元素缺乏，体力活动减少，再加上肥胖、慢性病等原因，降低了原始卵泡对垂体激素的敏感性，闭锁卵泡的数量增加，成熟卵泡的数量减少。

2.更年期综合征有什么表现

在更年期，由于卵巢分泌的雌激素急骤降至最低水平，便发生了一系列自主神经功能失调为主的症候群，统称之为更年期综合征。在更年期中，明显的生理变化是卵巢功能衰竭、雌激素分泌骤降、月经停止，自然而然地会引起一些相应的生理病理变化。大约90%以上的妇女都会出现不同程度的症状，影响个人健康和生活质量。

更年期综合征的表现：

(1) 月经紊乱。有资料报道，绝经前70%的妇女出现月经紊乱。月经变化最早,最常见的变化为月经周期失去了往日的规律性，或缩短、或延长，血量有时增多，有时减少，或淋漓不尽。当年龄已接近绝经期的妇女应及早到医院进行一次妇科检查，以排除生殖器的恶性病变。也有少数妇女绝经时不经过上述变化，月经会突然停止。

(2)自主神经功能紊乱的表现。主要表现为潮热出汗、心慌气短、胸闷不适、心律不齐、眩晕耳鸣、眼花头痛等。发作可一日数次或十数次，发作时心跳加快，血压升高，常因情绪激动使发作加重。高血压、糖尿病、冠心病、心肌梗死、甲亢等发病率明显增高。

(3)泌尿生殖系统症状。早期症状不明显或很轻，进入更年期晚期，则可出现：①阴道干涩、性交疼痛、性欲减退、外阴瘙痒、阴道炎、外阴炎，盆腔内因子宫周围韧带及组织松弛，曾生育过多次的妇女容易发生子宫脱垂、阴道壁膨出等症状。②因尿道膀胱萎缩、弹性减低、肌张力差等变化，可出现尿频、尿急或张力性尿失禁（憋不住尿），也易发生尿道炎、膀胱炎，这些症状使老年妇女心烦，生活不便，几乎达到无法忍受的程度。

(4)神经精神症状。情绪波动、性格改变、烦躁易怒或消沉抑郁、多疑轻生、焦虑恐惧、记忆力减退、注意力不集中、失眠等。

(5)其他。从更年期起，妇女体内骨质丢失加快，骨密度下降，出现骨质疏松症，故常有腰背和关节酸痛，并容易发生肋骨、椎体、四肢等处骨折。妇女绝经后由于雌激素下降，也会影响脂肪代谢，加重、加速动脉粥样硬化，加重脑动脉硬化和冠心病。皮肤可出现干燥、瘙痒、弹性减退、光泽消失、老年斑、眼睛干涩、浮肿、脱发、皮肤感觉异常、胃胀、腹胀等。

3.如何正确对待更年期

更年期问题是人们非常关心的一个问题，更年期是人类老化过程中的一个重要时期。是人生必然的生理阶段，只要把握更年期的一般常识，从心理上、生理上加以正确对待和调适，人人都能愉快地度过更年期。

女性更年期是随卵巢功能的衰退而逐步发展的，因而针对更年期的妇女保健绝不能在出现更年期综合征以后才开始，而应该在30岁左右就开始。如定期检查身体，合理安排生活起居，创造良好的生活环境，和谐的家庭生活，合理安排性生活，努力改变自己，如美容保健、更年期运动保健（跳舞、打太极拳）等。另外，每年可测量两次雌激素水平，得到一个正常的基础水平，以此作为参考值，指导更年期的激素替代治疗，坚持缺多少补多少的原则，使女性激素保持在正常水平，提高激素替代治疗的有效性和安全性。

在对待更年期问题的处理上还应该让妇女自己认识到，若要获得一个健康的老年期，则必须有一个健康的更年期，为老年期打下基础。

(1) 宣传和学习更年期的保健知识，了解更年期是一个正常的生理阶段，出现的一些症状都是暂时现象，对更年期出现的症状要正确对待，保持乐观情绪，学会自我监测、自我保健，包括营养保健、体育锻炼、性保健、心理保健等，可以找妇科医生咨询、指导，以顺利通过更年期。

(2) 激素替代疗法。为防治更年期综合征、骨质疏松、心血管疾病等的发生，可在医生的指导下，应用性激素补充疗法改善因雌激素缺乏引起的一系列症状，但切忌盲目用药。

(3) 对症治疗。头痛明显者可用一些止痛药；情绪急躁和焦虑者，可选用一些镇静类药物如安定、维生素类药物如谷维素；另外，应用中药制剂如更年安、坤宝丸等也可缓解更年期症状。

(4) 因为更年期是妇科肿瘤的好发年龄，应定期体检，接受妇女病及肿瘤普查；注意月经变化，若出现子宫不正常流血，必须及时就诊。

(5) 调整饮食结构，养成良好的饮食习惯。以谷类、奶类为主，选择鱼、牛、鸡、豆制品等动植物蛋白，减少动物脂肪的摄入，多食蔬菜、水果和高纤维食品。由于女性从围绝经期开始，肠钙吸收降低，尿钙排出增多，因此建议增加钙的摄入，成人钙摄入量每日800～1000毫克为宜。营养学调查分析表明，牛奶中不仅含有丰富的钙质（每100毫升中含钙元素100毫克）而且还含有较多的赖氨酸成分，有助于改善失眠状况，稳定情绪，一般在晚间临睡前1小时内服用可收到最好的效果。

(6) 注意劳逸结合，适当增加体育锻炼及社会交往，充实生活内容。运动可使机体代谢增加，增强体质，还可刺激成骨细胞，使骨组织增加，防止骨质疏松。

4.激素替代疗法有效吗

女性更年期综合征的根本原因，主要是卵巢停止分泌雌激素，激素替代疗法（HRT）就是给进入更年期的女性补充适量的雌激素或雌激素加孕激素，以缓解雌激素缺乏造成的血管舒缩功能异常和生殖道、泌尿道萎缩等症状，应该说是一种针对病因的特效治疗。使用HRT的益处包括：调整围绝经期紊乱的月经周期，防止阴道大出血；缓解或根除更年期的潮热、出汗等症状；治疗泌尿生殖道的萎缩症状；减少雌激素缺乏引起的骨量过度丢失，从而延缓或防止骨质疏松症的发生。

然而在世界范围内围绕激素替代疗法始终存在争议。根据美国国立卫生研究所资助的“妇女健康促进计划”（WHI）开展的一项验证雌激素加孕激素对于预防心脏病效果的最新研究结果表明，雌激素和孕激素有增加心肌梗死发作、中风、乳腺癌及血栓形成的危险。由于以上危险因素，对于需要使用激素替代疗法的更年期患者，必须仔细权衡利弊，根据个体情况有监控地使用。

一般认为，更年期是一种自然生理过程，多数妇女可以自然度过，如果没有大问题，就不需要吃任何药，更不能将其作为永葆青春的灵丹妙药滥用；更年期已结束多年，也不用考虑补充雌性激素，因为其毕竟有一定的风险，如血栓、乳腺癌等；对于雌激素水平降低且症状明显者为应用雌激素的适应证，如绝经妇女的更年期症状比较重，或反复发生老年性阴道炎及泌尿道感染，为改善症状，提高生活质量，在确定没有禁忌证后就应该使用雌激素，但应选择最小有效剂量，并在最短的疗程下使用；患心脏病、肝肾功能障碍、中风、乳腺癌、子宫内膜癌、阴道不规则出血的女性不要再补充雌性激素。肥胖女性也不适宜服用雌性激素替代药物。通过食用五谷杂粮和水果摄取植物性雌激素是很安全的。

现已发现的植物性雌激素有将近400种，其中大豆、扁豆、谷类、小麦、黑米、茴香、葵花子、洋葱等食物中含量最丰富。戒烟、戒酒，多做运动，健康的生活方式胜过一切药物。

激素替代治疗药物按用药方式分为口服和非肠道使用两种。口服是临床上最常用的用药方式，如尼尔雌醇、替勃龙、倍美力药物等；非肠道使用主要包括经皮肤（皮贴、皮埋及涂抹霜剂或胶）和经阴道使用（霜、片、栓、硅胶环），如爱斯妥凝胶等。

5.应用激素替代疗法需注意什么

应用激素替代治疗一定要在正规医院接受正规治疗和随访检查。

（1）在服药开始前应做系统的体格检查及必要的化验，测量血压，检查心、肝、脑、肾的功能，注意乳房肿块及妇科盆腔疾病，筛查和排除乳腺、子宫内膜、宫颈等部位的癌变，如无禁忌证后再应用。

（2）治疗开始后，要定期随访。至少每年一次检查乳腺，每月自行检查乳房，定期接受乳腺X线检查、盆腔检查、宫颈细胞学涂片、B超等。每年进行一次利弊评估。

（3）如果在服药期间出现了阴道不规则出血等异常症状，应马上告之医生，及时处理。

六、关于计划生育

1.什么叫避孕节育知情选择

避孕节育知情选择是指育龄群众通过参加宣传教育、培训，接受避孕节育信息和咨询，在了解人口国情和有关政策及法律，掌握常用避孕方法的有关知识和优缺点等基础上，在技术人员和医生指导下，自主选择安全、有效、适宜的避孕方法，获得优质的避孕和技术服务的过程。避孕方法的知情选择是广大育龄群众应享有的合法权益。

2.常用的避孕途径有哪些

目前所采用的各种避孕方法，是根据已了解的受孕原理，采取相应措施，来干扰或破坏受孕的基本条件，以达到避免怀孕的目的。通常采用的避孕途径，有以下几个方面：

（1）阻止精子和卵子相遇，使卵子没有受精的机会。包括：①利用机械的作用，如避孕套、阴道隔膜。②抑制或杀死进入阴道的精子，如外用避孕药膏、避孕栓、避孕药膜或避孕药片等。③控制性交时间，如安全期避孕或称自然避孕法。④切断或堵塞输精管和输卵管，是一种永久性的避孕措施。⑤体外排精法和会阴尿道压迫法，但效果不可靠，此方法不提倡采用。

（2）改变子宫腔环境和子宫颈管黏液性状，如放置宫内节育器、放置阴道药环等。

（3）抑制排卵或抑制精子产生，如女用长效或短效避孕药。

3.女性常用的避孕方法有哪些

女性常用的避孕方法：①女用避孕药，如长效或短效避孕药、长效避孕针、探亲避孕药、皮下埋植剂、外用避孕药。②宫内放置节育器、输卵管结扎或堵塞。③外用避孕器具，如阴道隔膜，避孕套。④自然避孕法，如安全期避孕法。⑤其他避孕方法，如紧急避孕。

4.国内外常用的宫内节育器有多少种

宫内节育器一般是采用防腐塑料、硅胶或金属制成，有的加上了一些活性物质，如激素、药物和磁性物质等，可以减少不良反应，增强避孕效果。目前国内外常用的宫内节育器种类有30余种，从形态上看有环形、轮形、T形、V形等多种形态，有不锈钢丝制的金属单环、双环、金属和塑料合制的混合环。为了适合每一个人子宫的大小和形态，宫内节育器有大小不同的型号，医生可根据每个人子宫的情况选择适当的节育器。宫内节育器（IUD）是一种最常用的可逆性避孕方法，它是一种安全、有效、经济、简便的避孕工具，一次放置IUD能长期避孕，不影响内分泌及排卵功能，取出后可很快恢复生育功能。

5.什么人不宜采用宫内节育器

（1）生殖器官炎症，如急、慢性盆腔炎、阴道炎、宫颈的急性炎症、淋病患者。

（2）生殖器肿瘤，如子宫肌瘤、卵巢肿瘤或恶性肿瘤。

（3）生殖道畸形，如双子宫、子宫纵隔。

（4）有各种严重的全身急、慢性疾患，如严重贫血、心脏病。

（5）3个月内有不规则阴道出血（对于月经过多过频者，在医生指导下可放置含孕激素IUD，并具有治疗作用）。

（6）宫腔过小或过大。

（7）已妊娠或可疑妊娠。

（8）曾有宫外孕史、葡萄胎病史、重度痛经、宫颈内口过松、重度撕裂或重度狭窄及严重子宫脱垂的妇女也不适宜使用宫内节育器。

6.什么时间放置宫内节育器为好

（1）通常在月经干净后3～7天内带环最适合。

（2）经阴道分娩后3个月或剖宫产后6个月无感染，经检查医生认为适宜时可带环。

（3）自然流产或人工流产术、中期引产术转经后亦可放置。

（4）有月经延迟或哺乳期闭经者，应排除早孕后才可放置。

注意：放置宫内节育器术前一周禁性生活。常见宫内节育器如图13。

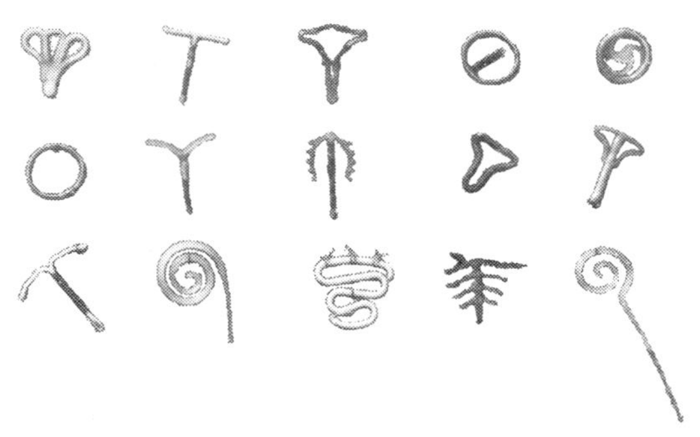

图13　宫内节育器

7.放置宫内节育器后应该注意些什么

（1）放置宫内节育器后休息3天，1周内不做过重体力劳动，2周内禁性生活和盆浴，注意卫生，保持外阴清洁，放置后3个月内应注意宫内节育器有无脱出（尤其是月经期和排便时）。

（2）放置后的几天内有少许的阴道出血或下腹部不适、腰酸。第一次月经量较前稍增多等，均属正常现象，轻者可不予理睬，如出血过多、腹痛剧烈、发热时应随时就诊。

（3）发现闭经时应及时来院检查，以排除节育器失败妊娠之可能性。

（4）放置宫内节育器后应定期随访。一般在放置后3～6个月和1年时各随访1次，以后每1～2年随访即可，特殊情况随时返诊。随访内容包括了解月经情况和自觉症状，做妇科检查以了解节育器的位置有无变化，必要时每年做1次宫颈刮片，随访时可行透视或B超检查，以了解节育器是否在正常位置。

8.宫内节育器应该何时取出

（1）宫内节育器放置年限已满需更换时。

不同的宫内节育器使用限期不一样，一般为5年左右。上环时应保存好上环的医疗档案，按照医生的嘱咐按时取环或换环。一般药铜环165、宫铜环、γ-形IUD可长期使用。塑料或硅橡胶为支架的宫内节育器可使用约3～5年。含铜宫内节育器如TCu220C、TCu380A可使用10年或更长。含激素和药物的宫内节育器一般为5年。

（2）绝经2年以上。

（3）要求生育或改换避孕方法。

（4）带器妊娠（包括宫内或宫外孕）。

(5) 因不良反应或并发症，如阴道出血、炎症等经治疗无效时。

取出时间以月经干净后3～7天为宜，如因子宫不规则出血而需取出者则随时可取，并同时做诊断性刮宫，刮出物送病理检查。

如宫内节育器取出后打算怀孕，一般应先采用其他方法避孕3个月后再怀孕为好。因宫内节育器取出后其抗生育作用随之消失，但子宫内膜要有修复的时间。

9. 长期服用避孕药是否会影响健康

口服避孕药于20世纪60年代上市，由于避孕效果可靠，一直是世界范围使用最广泛的避孕方法之一。多数研究表明，对于绝大多数女性来说，如能合理选择，正确使用，避孕有效率可近100%，一般对人体健康无影响。

多年来经过科研人员不断研究改进，避孕药中的雌、孕激素的含量不断降低，从而减少了不良反应，提高了安全性。新一代孕激素的口服避孕药如妈富隆、敏定偶对体重没有明显影响，由于激素含量很低，所以不良反应也很少见。口服避孕药除了避孕以外，还对女性的健康有许多种防病治病的作用。

(1) 能使月经周期有规律性，减少月经血量，防止缺血性贫血；并能消除经前紧张、焦虑、抑郁及腹部发胀、乳房疼痛等经前综合征。

(2) 可预防宫外孕、降低卵巢黄体囊肿和卵泡囊肿发生，减少盆腔感染性疾病。

(3) 口服避孕药也可用于治疗各种妇科疾病，如子宫内膜异位症、月经异常、痛经、月经过多、功能性子宫出血。

(4) 可使乳房明显增大，变得富有弹性，避孕药所含的几种激素还能使皮肤更加光洁，明显减轻脸部痤疮。

(5) 能抑制自身免疫反应，具有防治类风湿性关节炎的作用。

(6) 预防和减少妇科肿瘤。世界卫生组织曾发表一份研究报告，认为绝大多数研究表明口服避孕药与癌症之间没有全面的必然的联系，口服避孕药不但不会引起癌症，相反，还能预防妇女患卵巢癌、子宫内膜癌、乳腺增生、乳腺纤维瘤的危险，还可以抑制结肠直肠癌。

10.哪些妇女不宜服用口服避孕药

口服避孕药方法简便，但有如下情况者不要服用：

(1) 患有急慢性肝炎、肾炎、血栓栓塞性疾病者不宜服用避孕药。

(2) 患有肺结核、高血压、糖尿病、甲状腺功能亢进、心脏功能不全者最好不用。

(3) 乳房上长有肿块或患恶性肿瘤的妇女不宜使用避孕药，以免使病情加重。

(4) 患有慢性头痛，特别是偏头痛和血管性头痛的妇女不宜使用。

(5) 因某些药物与避孕药同时应用时可降低避孕药的疗效，如果正处在进行药物治疗期间，应改用其他避孕方法。

(6) 哺乳期妇女、产后半年或月经未来潮者不宜服用。因服避孕药后乳量会减少，且婴儿吃了含有避孕药成分的乳汁，会影响身体发育。

(7) 精神病患者或呆傻者，自己不能掌握服药时间和剂量，最好不用口服避孕药。

(8) 中年妇女服用避孕药后，会增加心脏病突发的危险，因此45岁以上的妇女不宜使用。

(9) 年龄 > 35岁的吸烟妇女不宜服用避孕药。因吸烟妇女口服避孕药不仅会增加血栓性疾病的发病率，而且易导致卵巢功能早衰。

(10) 月经稀少或怀疑有妊娠者不宜服用避孕药。

(11) 至今还没有足够的证据认为乳腺癌的发病与口服避孕药有关。但目前比较一致的意见是，没有正常生育的以及绝经期的妇女，服用避孕药作为雌激素替代剂可以增加乳腺癌的危险。因此，建议在初次足月产前、绝经期、有乳腺癌家族史，或曾患过一侧乳腺癌者不宜服用避孕药。

11.停服避孕药后多长时间怀孕较合适

如果你想怀孕生孩子的话，停服避孕药后，90%的人在3个月内就有排卵。

也就是说，一旦停药，卵巢功能即可在短期内恢复，这也意味着生育功能的恢复。从优生的观点出发，为了避免避孕药对胎儿的影响，凡在服药期间受孕者，最好施行人工流产。停药后应采用其他避孕措施，一般认为最好在停药半年后怀孕比较安全。如果你服用的是第三代短效口服避孕药，则停药后经过一次正常月经即可怀孕。服用长效避孕药的妇女则在停药1年后怀孕比较安全。

12.患病妇女如何避孕

高血压患者：最好不要使用口服避孕药。因为雌激素有使血压升高的作用，有研究表明，口服避孕药连服5年后，约有5%的人血压明显升高，体胖的妇女尤其如此，所以，可采用宫内节育器的方法避孕。

严重心血管病患者：不宜使用口服避孕药。因避孕药中孕激素对血脂蛋白代谢有影响，能加速冠状动脉粥样硬化发展；雌激素有促凝血作用，易并发心肌梗死。可采取阴道隔膜或避孕套的方式避孕。

糖尿病患者：糖尿病患者容易受感染，且感染后不易控制。如果使用宫内节育器可能会诱导生殖系统感染，因此，可采取阴道隔膜或避孕套的方式避孕。

重度贫血、生殖器官肿瘤、子宫畸形患者：不宜放置宫内节育器，最好采取阴道隔膜或避孕套的方式避孕。

子宫颈口过于松弛、子宫脱垂等患者：不宜放置宫内节育器，因为易发生宫内节育器的脱落，可采用口服避孕药避孕。

膀胱膨出、直肠膨出、子宫脱垂等患者：不宜放置阴道隔膜，以防止脱落，可采用口服避孕药避孕。

生殖器炎症（如盆腔炎、阴道炎、重度子宫颈炎等）患者：不宜使用宫内节育器，因为宫内节育器可以诱发炎症发作，应以口服避孕药为主或采用避孕套避孕。

慢性肝病患者：口服避孕药中含有性激素，而性激素是从肝内代谢的。因此，已有肝功能损害的人不应使用避孕药，以工具避孕或放置宫内节育器为好。

乳房病变、子宫肌瘤、月经过少、月经稀发、血液病、血栓性疾病、肾炎、内分泌疾病等患者：不宜采用口服避孕药和避孕针避孕，可采用阴道隔膜或避孕套等方法避孕。

年龄大于35岁的吸烟妇女、40岁以上不吸烟妇女：不宜长期服用避孕药，以免发生卵巢功能早衰，以工具避孕或放置宫内节育器为好。

哺乳期、产后未满半年或月经未来潮者：不应使用避孕药，可采用工具避孕。

精神病生活不能自理者：不应使用避孕药，可采用工具避孕或放置宫内节育器为好。

月经过多的妇女：不宜采用避孕套或阴道隔膜，可使用含有孕激素的宫内节育器，也可以采取口服避孕药方法，在达到避孕的同时又可减少月经量。

13.避孕失败后应如何采取紧急补救

当妇女在性生活时采用其他避孕方法偶然失败或在无防护措施时发生性交后，必须尽快在72小时内采取紧急补救措施，以有效地防止非意愿妊娠的发生，使妇女免受流产之苦。

紧急避孕作为一种避孕失败后的补救措施，已逐渐被广大育龄妇女所了解。

目前有两种紧急补救的方法：一种是口服速效的或短效的避孕药物，另一种是放置宫内节育器。

(1) 药物紧急避孕。常用的药物有以下几种：①左炔诺孕酮片（商品名：毓婷)，在房事后72小时内服第1片，隔12小时后服第2片。②米非司酮1片(25毫克)，12小时后再服1次。③53号抗孕片。于性交后立即或12小时内服1片，间隔12小时后再服1片，以后每晚一片，共8片。④短效复方左旋18甲基炔诺酮4片1次服用，12小时后再服1次。

(2) 放置宫内节育器，在性交后5天内放置。

需要注意的是：

(1) 性生活后服药时间越早避孕效果越好，一般不超过性交后72小时。

(2) 服用紧急避孕药最好在医生指导下使用，因为患有某些疾病的妇女是禁止使用某种避孕药的，如患有乳腺或生殖器官肿瘤及癌症、肝功能异常及肝病史、血栓病、脑血管意外、偏头痛、高血压、糖尿病、心血管病等妇女，以及年龄在40岁以上的妇女。

(3) 紧急避孕药只是一次性服药，药物作用时间不能维持很久，若再有性生活，仍然有受孕的可能。因此，在服完紧急避孕药后至下次月经前若再次有性生活，一定要采取有效的避孕措施。

(4) 紧急避孕药可以预防意外妊娠，但不是百分之百有效，大约有2%的人会失败。另外，紧急避孕药只能偶尔使用，不宜作为经常性的避孕方法，否则易引起月经紊乱。

(5) 服用紧急避孕药后可能会使下次月经提前或延迟，如果月经推迟1周以上还不来潮，应到医院做妊娠试验，以排除妊娠。

(6) 放置宫内节育器不适用于有宫外孕和有生殖器炎症的妇女，以及因其他原因经医生检查不能放置宫内节育器的妇女。

14. 什么是人工流产

在计划生育领域内，人工流产是指在怀孕7个月(孕28周)前用人工方法终止妊娠。一般在妊娠5个月（孕20周）前施行。其中，在妊娠3个月前（孕12周）施行者，称早期人工流产；在妊娠3～6个月（孕12～24周）施行者，称晚期人工流产（又称中期引产）。妊娠6个月以后，仅限于特殊情况下施行引产。

人工流产的方法较多，常用的是人工负压吸引术，近年来还有药物人流、无痛人流、止孕催经方法终止妊娠。月份较大的妊娠，用药物米非司酮、卡孕栓等行中期引产。

人工流产吸宫术适用于妊娠10周以内。如果发现自己怀孕而又不想生育时，应尽量在怀孕的10周内做人工流产，这样可以减少手术并发症及流产者的痛苦。人工流产术作为避孕失败的补救措施，因在手术的近期或远期有可能发生一些并发症，如子宫穿孔、术中出血、输卵管炎、宫腔或宫颈口粘连、闭经、不孕等，虽然发生率很低，也不能直接用此作为节育方法。

15.什么情况下不宜做人工流产手术

有下列情况者不宜或暂缓手术：各种疾病的急性阶段或有严重的全身性疾患，周身情况不良，不能胜任手术者如严重的贫血、心力衰竭、高血压等不宜手术，应经治疗好转后方可住院手术；生殖器官炎症如阴道炎，急性或亚急性宫颈炎，盆腔炎等，应经治疗后再手术；术前两次体温在37.5℃以上者暂缓手术。

16.人工流产术前及术后应注意什么

（1）在手术前一周内应停止性生活，以免增加感染阴道炎的危险。

（2）去医院的前一天淋浴，着重清洗外阴部，但注意不要清洗阴道内，也要避免着凉和感冒。

(3) 穿上便于穿脱的内裤和外裤。

(4) 出门前，带几片卫生护垫，一些干净的面巾纸。

(5) 头天应保证睡眠充足。

(6) 当天早上应禁食禁水。尤其是准备实施无痛人流术的妇女，因为麻醉后可能有胃肠道反应，如果胃中有食物，会被呕吐出来，并进入气管，引起窒息。但可以带上一些高热量、易消化的食物和水，等手术之后进食。

(7) 术后阴道出血最多不超过2周。出血不应该比平时的月经量多。如果阴道出血太多或者持续时间太长，意味着可能没有吸干净孕囊组织，或者有子宫收缩不良、凝血功能障碍等问题，必须上医院复查。

(8) 月经多长时间恢复正常？人工流产术后卵巢一般在22天内可恢复排卵功能，因此从手术当天算起，大约28～32天后会来正常月经。等到正常月经恢复后，还要再去复查一次，确保子宫恢复如初。对于少数流产术后由于一时性神经内分泌功能受到抑制而出现经期延长、闭经等月经失调现象，一般在2～3个月后恢复正常。在人工流产过程中，如果过多的损伤了子宫内膜基底层，可发生长期闭经。

(9) 1个月内禁止性生活，直到月经恢复以后。而且1个月内应禁止盆浴。

(10) 如有发热、阴道出血多或淋漓不净持续2周以上、阴道排出物有明显的臭味，或者有黄色或绿色脓样白带等异常情况时，应随时就诊处理。1个月后应随诊1次。

17.什么是无痛人工流产手术

“无痛”的道理其实很简单，就是在吸宫流产手术的基础上，加了静脉全身麻醉。趁病人处于麻醉状态时做手术，手术中没有一丝一毫的痛感。无痛人工流产手术使用的麻醉药代谢很快，在身体里只停留很短的时间，没有任何后遗影响。只是在麻醉过程中，有少数人发生过敏等反应，但在麻醉医生的监护下也可安全过关。其实整个手术过程只需要大约15分钟，而这种手术对我们身体的损伤几乎和普通人工流产完全一样。但是即使最先进的方法，由最可信赖的医院和医生来实施手术，人工流产也只能是避孕失败后一种补救的办法。

18.什么是药物流产术

药物流产（也称药物抗早孕）是指口服一种叫做米非司酮（RU486）的药物，使胚胎组织排出，达到终止妊娠的目的。药物流产的优点是简便、安全、高效、无手术痛苦，更适用于近期内做过剖宫产手术，子宫上留有手术瘢痕者，是人工终止妊娠的一种方法，凡是因为避孕失败或者不宜怀孕而已妊娠的女性，经查无禁忌证者，均可做药流术。近年来已广泛应用于临床，很受大家欢迎。但是，药物流产也有一些弊端，如大约有20%药物流产的患者，流产后出血时间较长，最长可达1～2个月，有时引起不全流产，出血量多者还得刮宫(称清宫术)，而且增加感染机会，其他不良反应还有一过性的下腹痛、恶心、腹泻等。为确保药物流产的安全，缩短出血时间，应该注意的是：药物流产不能擅自在家悄悄进行，科学的方法是去医院先检查后规范用药，用药后应按医生的要求严密随访。专家们建议，若一旦选定了药物流产，以下两点必须牢记：①早确诊早用药，一般在孕45天以内效果好。②要到有急诊处理、刮宫条件和输血输液条件的医院进行药流，并在医生的指导下用药，多加观察，以防不测。

19.哪些人不适合药物流产

（1）年龄在40岁以上的妇女。

(2) 停经在49天以上或经B超检查胎囊直径大于2.5厘米者。

(3) 有慢性疾病如肝炎、肾炎、心脏病、高血压及血液疾患、血管栓塞等病史者。

(4) 有青光眼、哮喘或过敏体质以及带环妊娠的妇女不宜使用。

(5) 近3个月内接受过糖皮质激素治疗的病人或长期服用抗结核、抗癫痫等药物者。

(6) 病人有子宫畸形（如双子宫、残角子宫）、剖宫产手术半年以内的妇女，要在医生检查后才能确定是否可以药物流产。

(7) 带宫内节育器妊娠和怀疑宫外孕者。

(8) 服药后不能及时去医院就诊者最好不用药物流产，以免发生紧急情况不能及时去医院而耽误病情。

七、宫外孕

随着近年来盆腔炎患者的成倍增多，宫外孕患病率也呈明显上升趋势。由于宫外孕临床症状可有多种表现，据统计，其误诊率竟高达35.9%～67.9%，这就增加了潜在的危险性。

1.宫外孕是怎么回事

宫外孕又称异位妊娠，也就是在子宫以外的其他位置妊娠。正常的妊娠，应该是精子和卵子在输卵管相遇而结合形成受精卵，然后游向子宫，在子宫腔内着床，发育成胎儿。如果由于某种原因，受精卵在子宫腔以外的其他地方如输卵管、卵巢、子宫角、子宫颈等“安营扎寨”，便是宫外孕(图14)。其中约有98%发生在输卵管。受精卵在输卵管妊娠是难以持久的，一般在停经后6～8周内，逐渐长大的受精卵就会撑破输卵管(图15)，造成大出血，引起休克，甚至危及生命。

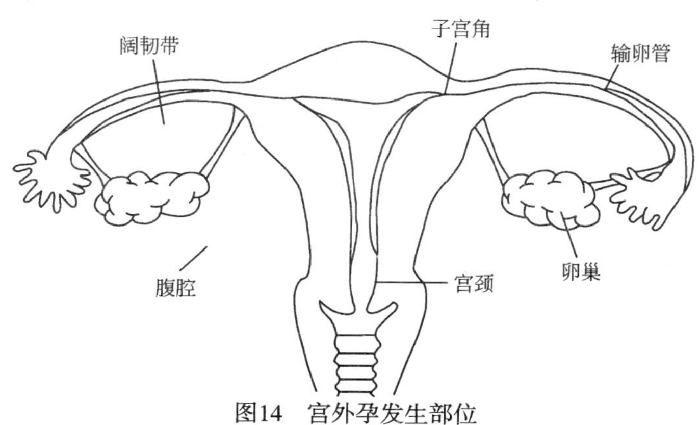

图14　宫外孕发生部位

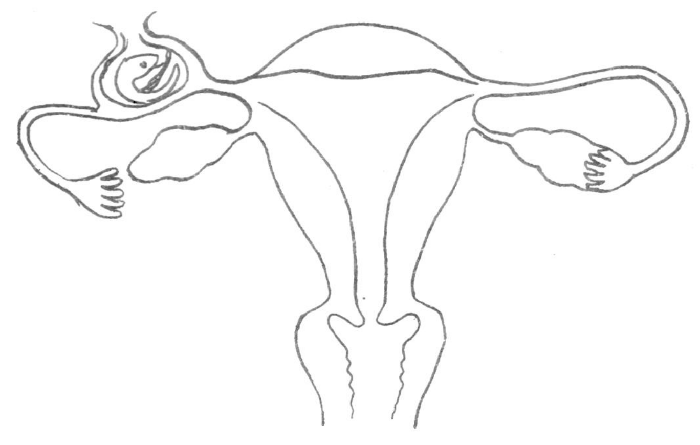

图15　输卵管妊娠破裂

2.哪些情况下容易发生宫外孕

(1) 有附件炎、盆腔炎病史的妇女。这是输卵管妊娠的常见病因，如反复多次的人工流产、药物流产，或流产术后感染，不洁性行为，结核、淋病等感染，使输卵管粘连、狭窄、蠕动减弱，影响受精卵的运行，导致宫外孕。

(2) 有输卵管手术史的妇女。输卵管整形术、输卵管结扎术后的妇女。

(3) 盆腔内有肿物的妇女。输卵管因周围肿瘤如卵巢肿瘤、宫角部肌瘤等致使输卵管扭曲受压，阻碍受精卵正常运行。

(4) 不孕症。

(5) 患子宫内膜异位症的妇女。

(6) 输卵管发育不良或畸形的妇女，如输卵管过长、肌层发育不良等。

(7) 有“宫外孕”史的妇女。

(8) 带宫内节育器的妇女。

3.宫外孕有什么表现

（1）停经：多数病人在发病前有短暂的停经史，大都在6周左右。但也有部分病人因阴道不规则出血而误认为月经来潮，无明显停经史。

（2）腹痛、下腹坠胀：常为患者就诊的主要症状，可表现为一侧下腹部隐痛或酸胀感，当输卵管妊娠破裂时常为突发性下腹一侧有撕裂样或阵发性疼痛，并伴有恶心呕吐、冷汗淋漓、面色苍白，甚至发生晕厥与休克等危象。

（3）阴道出血：常是少量出血。

（4）其他症状：可以有恶心、呕吐、尿频。当盆腔内积液时，肛门有坠胀感和排便感。

（5）辅助检查：妊娠试验阳性，B超扫描或腹腔镜可协助诊断。

4.怀疑是宫外孕时应注意什么

（1）怀疑宫外孕，腹痛加剧时应立即送医院救治。避免活动，平躺，通常要施行急诊腹腔探查手术。

（2）距医院较远，可依据条件给予补充血容量再运送，或酌情应用止血药物。

对于容易发生宫外孕的妇女，还应注意以下几点：①如果确定怀孕，最好在停经后六周内到医院做一次全面的早孕检查；②在生育期内，出现短暂停经后，下腹部一侧出现不明原因的隐痛或酸胀，应高度警惕宫外孕的可能；③停经后不久，阴道出血并从阴道排出膜样的片状或管状物时，应收集起来送到医院做病理检查，确定是否为宫内妊娠流产。

5.出现宫外孕该怎么办

宫外孕破裂是妇科常见的一种急腹症，病情凶险，必须争分夺秒地救治，然而合理的治疗必须要有及时正确的诊断，任何误诊都会贻误抢救时机，甚至危及生命。

有急性内出血时或诊断为子宫间质部妊娠、宫颈妊娠、卵巢妊娠、腹腔妊娠时，均须采取手术治疗，以挽救患者生命。

对于输卵管妊娠则视有无内出血及患者症状而决定是手术治疗还是保守治疗。当没有急性内出血或症状不典型时，需住院进行观察，并积极做好配血、输血的准备。医生将每天注意血压、脉搏、血色素及血尿妊娠试验的变化，还可能采取诊断性刮宫、腹腔或阴道后穹隆穿刺、超声波、腹腔镜等辅助检查以进一步明确诊断。视病情需要应用杀死胚胎的药物及采用中西医结合治疗以达到止血、活血化淤、软坚的目的。若保守治疗效果不佳或胚胎继续生长者，则需改为手术治疗。

6.健康行为指导

(1) 早期发现，早期治疗。月经规律的育龄妇女，如出现停经、腹痛、阴道出血三大症状之一时，应及早就医检查；如出现腹痛剧烈、昏厥、休克症状时，应立即到附近医院，以免延误病情。

(2) 定期健康普查，及早发现并去除病因。积极治疗盆腔炎及各种阴道炎，养成良好的卫生习惯。

(3) 采取适宜的避孕措施，避免反复多次人工流产，如必须行流产术时，应到正规医院，并严格执行医嘱。

(4) 避免不洁性行为及多个性伴侣。

附录:女性健康体检档案

姓名:　　　　性别:　　　　出生日期:

<table>
<tr><td colspan="2">体检年月</td><td></td><td></td><td></td></tr>
<tr><td rowspan="3">个人健康状况</td><td>自觉症状</td><td></td><td></td><td></td></tr>
<tr><td>检出疾病名称</td><td></td><td></td><td></td></tr>
<tr><td>异常化验结果</td><td></td><td></td><td></td></tr>
<tr><td colspan="2">治疗措施</td><td></td><td></td><td></td></tr>
<tr><td colspan="2">复查结果</td><td></td><td></td><td></td></tr>
<tr><td colspan="2">健康行为指导</td><td></td><td></td><td></td></tr>
<tr><td colspan="2">体检单位名称</td><td></td><td></td><td></td></tr>
</table>

作者联系方式:首都医科大学附属北京妇产医院北京妇幼保健院
邮编:100026　　　电话:(010)85976699-5324